国家卫生健康委员会"十四五"规划教材

全国中等卫生职业教育教材

供医学检验技术专业用

医学统计学

第2版

主 编 杜 宏

副主编 马素媛 唐亚丽

编 者 (以姓氏笔画为序)

马素媛 (云南省普洱卫生学校)

王晓霞 (云南省普洱卫生学校)

杜 宏 (云南省临沧卫生学校)

杜 健 (黑龙江护理高等专科学校)

张奕蓉 (云南省临沧卫生学校)

周玲凤 (广东江门中医药职业学院)

唐亚丽 (广东江门中医药职业学院)

人民卫生出版社

·北 京·

图书在版编目（CIP）数据

医学统计学 / 杜宏主编 . —2 版 . —北京：人民
卫生出版社，2022.12
ISBN 978-7-117-34230-8

Ⅰ.①医… Ⅱ.①杜… Ⅲ.①医学统计 – 统计学 – 中
等专业学校 – 教材 Ⅳ.①R195.1

中国版本图书馆 CIP 数据核字（2022）第 241993 号

人卫智网	www.ipmph.com	医学教育、学术、考试、健康，购书智慧智能综合服务平台
人卫官网	www.pmph.com	人卫官方资讯发布平台

医学统计学
Yixue Tongjixue
第 2 版

主　　编：杜　宏
出版发行：人民卫生出版社（中继线 010-59780011）
地　　址：北京市朝阳区潘家园南里 19 号
邮　　编：100021
E - mail：pmph @ pmph.com
购书热线：010-59787592　010-59787584　010-65264830
印　　刷：人卫印务（北京）有限公司
经　　销：新华书店
开　　本：850×1168　1/16　　印张：14
字　　数：298 千字
版　　次：2017 年 1 月第 1 版　　2022 年 12 月第 2 版
印　　次：2023 年 1 月第 1 次印刷
标准书号：ISBN 978-7-117-34230-8
定　　价：52.00 元
打击盗版举报电话：**010-59787491**　E-mail：**WQ @ pmph.com**
质量问题联系电话：010-59787234　E-mail：**zhiliang @ pmph.com**
数字融合服务电话：4001118166　E-mail：**zengzhi @ pmph.com**

修订说明

为服务卫生健康事业高质量发展，满足高素质技术技能人才的培养需求，人民卫生出版社在教育部、国家卫生健康委员会的领导和支持下，按照新修订的《中华人民共和国职业教育法》实施要求，紧紧围绕落实立德树人根本任务，依据最新版《职业教育专业目录》和《中等职业学校专业教学标准》，由全国卫生健康职业教育教学指导委员会指导，经过广泛的调研论证，启动了全国中等卫生职业教育护理、医学检验技术、医学影像技术、康复技术等专业第四轮规划教材修订工作。

第四轮修订坚持以习近平新时代中国特色社会主义思想为指导，全面落实《习近平新时代中国特色社会主义思想进课程教材指南》《"党的领导"相关内容进大中小学课程教材指南》等要求，突出育人宗旨、就业导向，强调德技并修、知行合一，注重中高衔接、立体建设。坚持一体化设计，提升信息化水平，精选教材内容，反映课程思政实践成果，落实岗课赛证融通综合育人，体现新知识、新技术、新工艺和新方法。

第四轮教材按照《儿童青少年学习用品近视防控卫生要求》（GB 40070—2021）进行整体设计，纸张、印刷质量以及正文用字、行空等均达到要求，更有利于学生用眼卫生和健康学习。

第四轮教材修订编写工作于 2021 年正式启动，将于 2022 年 8 月开始陆续出版，供全国各中等卫生职业学校选用。

2022 年 7 月

前　言

医学统计学是临床医学、基础医学、公共卫生学和医疗卫生服务研究中的一门基础学科,主要作用是通过对数据的偶然性分析揭示事物内在的规律性。

第 2 版《医学统计学》是中等卫生职业教育医学检验技术专业的重要的专业课程教材,同时也是该专业学生将来从事医学检验相关数据分析和阅读专业文献资料不可缺少的重要工具。

教材在编写过程中,全面贯彻党的教育方针和卫生健康工作方针,落实立德树人根本任务,以培养具有崇高道德水准和高素质劳动者与技能型人才为中心任务。教材贯彻理论联系实际的原则,结合医学中的实例,讲述基本概念和基本原理;贯彻启发性教学原则,把统计思维方法的训练作为课堂教学的内容,对于统计公式着重讲解其意义、使用方法、应用条件和应用时注意事项,而不拘泥于繁杂的数学原理和推导过程。

本教材在第 1 版的基础上作出一定调整。理论部分共分十二章,绪论部分增加"统计学发展简史"一节,旨在培养学生的历史情怀和实事求是、严谨求真的科学精神;将"统计描述"拆分为"计量资料的统计描述""正态分布及其应用""计数资料的统计描述""统计表与统计图"四章,条理性更强,且不易混淆;将"方差分析"中的"多个样本均数间的多重比较"及"$R \times C$ 表资料 χ^2 检验"内容进行了缩减。实训部分:选择了与学习目标紧密联系的 5 个统计产品与服务解决方案(SPSS)软件上机实训内容,简洁实用。SPSS 使用的是新版本的统计软件(SPSS Statistics 25),体现了与时俱进的信息化发展需求。

教材在编写过程中得到了编者所在学校的大力支持,在此表示衷心感谢。鉴于编者学术水平和时间所限,书中难免有不妥和疏漏之处,敬请广大读者批评指正。

杜　宏

2022 年 11 月

目　录

第一章 | 绪 论

01章 数字内容

学习目标

1. 具有唯物辩证的哲学思想,以及实事求是、严谨求真的科学精神。
2. 掌握医学统计学中的基本概念。
3. 熟悉统计工作的基本步骤。
4. 了解医学统计学的定义和内容;统计学发展简史。
5. 学会运用统计知识去分析和解决医学专业问题。

第一节 概 述

医学统计学(medical statistics)是关于收集数据、分析数据和由数据得出结论的一组概念、原则和方法。医学研究中,由于生物现象的变异较大,各种因素错综复杂,由观察或实验得到的结果往往会受到许多随机因素的影响。

 导入案例与思考

某医生欲比较药物胞磷胆碱与神经节苷脂治疗脑血管疾病的疗效。将58例脑血管疾病患者随机分为两组,经治疗,胞磷胆碱组与神经节苷脂组的有效率分别为89.29%和80.00%。

请思考:

能否根据有效率得出药物胞磷胆碱优于神经节苷脂的结论?

由样本数据获得的结果,其差异既可能是事物本身作用引起,也可能是由随机波动所致。是否是因事物作用造成的差异,需要使用统计学方法进行推断。统计学的重要作用,在于能够透过偶然现象来探索其规律性,使研究结论具有科学性。

医学统计学的研究对象是医学中具有不确定性结果的事物,其主要作用是通过数据的偶然性揭示其内在的规律性。即从事物同质性与变异性的数量表现出发,通过一定数量的观察、对比、分析,揭示那些困惑费解的医学问题的规律性;由偶然性(不确定性)的剖析中,发现事物的必然性(确定性),并用以指导医学的理论和实践。

统计分析的要点是正确地选用统计分析方法,并结合医学专业知识和研究目的做出科学的结论。医务工作者通过学习统计学,可以更好地进行科研设计和选用合适的统计学方法分析数据,正确理解医学专业期刊的内容、撰写科研论文,提高科研水平。

随着医学科技的进步和学科间的相互渗透,数学与电子计算机在医学研究中的应用日益广泛。资料检索、收集、整理、储存、分析、传输与交流工作已经实现了自动化,建立资料数据库,实现数据共享,使统计资料中所蕴藏的丰富的信息得以被充分地提取和利用。

第二节　医学统计学中的基本概念

一、同质与变异

同质(homogeneity)指观察单位或研究个体间具有相同或相近的性质,通常要求主要研究指标的影响因素相同或基本相同。例如,研究一种药物治疗高血压的效果,如果这种药物主要针对原发性高血压患者,则满足这一条件的患者即为"同质"观察单位,对于其他如肾病引起的高血压症状的患者则不属于"同质"。观察单位是研究的基本单元,可以是一个人、一个地点,也可以是一只动物、一份生物样品等。

变异(variation)指同一种测量在总体中不同观察单位或个体之间的差异。医学研究的对象是有机的生命体,其功能十分复杂,不同的个体在相同的条件下,对外界环境因素可以产生不同的反应。例如,同种族、同年龄、同性别的健康人,在相同的条件下测其脉搏、呼吸、体温等生理指标均可能存在很大差异;在临床治疗中,用同样的药物治疗病情相同的患者,疗效也不尽相同。即使在相同条件下的实验室里,不同动物之间的各项指标也有明显的差异。

个体间的变异来源于一些未加控制或无法控制,甚至不明因素所致的随机波动。例如,研究儿童的身高时,要求性别、年龄、民族、地区等影响身高较大的、易控制的因素要相同,而不易控制的遗传等影响因素则可以忽略。

正因为有"变异"存在,才需要运用统计学方法对数据进行分析。科学研究工作的主要任务之一是要从表现为偶然性的大量数据中,分析出其中必然性的规律。统计学就是解决这一问题的有效工具。

二、变量与数据类型

变量（variable）是观测单位的某种特征或属性，是反映实验或观察对象生理、生化、解剖等特征的指标。变量的观测值就是变量值，也称为数据或资料（data）。更准确地讲，数据或资料是由具有若干变量值的观测单位所组成的，如身高、体重、性别、年龄、血型、疗效等。按性质和特点，数据或资料可分为计量资料、计数资料和等级资料三种类型。

1. 计量资料（quantitative data）　计量资料又称为定量数据、定量资料或数值变量资料。变量的观测值是定量的，特点是能够用数值大小衡量其水平的高低，一般有度量衡单位。根据其观测值取值是否连续，变量的观测值又可分为连续型和离散型两类。连续型变量是具有无限可能的值，如身高、体重、血压、温度等。离散型变量通常只能取正整数，如家庭成员数、脉搏数等。

2. 计数资料（qualitative data）　计数资料又称为定性数据、定性资料或无序分类变量资料。变量的观测值是定性的、离散的，表现为互不相容的类别或属性。它是将观察单位按某种属性或类别分组计数，分类汇总各组观察单位数后而得到的资料。例如，观察用某药治疗某病患者的结果，分为治愈与未愈；血型分为 A、B、O、AB 型等。

3. 等级资料（ordinal data）　等级资料又称为半定量数据、半定量资料或有序分类变量资料。变量的观测值是定性的，但各类别（属性）之间有程度或顺序上的差异。它是将观察单位按某种属性的不同程度分成等级后分组计数，分类汇总各组观察单位数后而得到的资料。例如，尿糖的化验结果分为 −、+、++、+++；药物的治疗效果按照显效、有效、好转、无效分类等。

不同类型资料各有其适用的统计分析方法。研究者首先要鉴别资料是属于何种类型，然后选择适用的统计分析方法进行分析。

根据研究目的和分析的需要，计量资料、计数资料和等级资料可以互相转化。例如，血压值为计量资料；可按照一定的临床标准，将其转换为高血压、正常血压和低血压，根据需要按照计数资料进行分析。再如，血红蛋白量为计量资料；若按血红蛋白正常与异常分为两组，得出各组的人数，是计数资料；如果将其分为正常、轻度贫血、中度贫血、重度贫血四个等级，计算各等级人数，则是等级资料。

三、总体与样本

总体（population）是根据研究目的确定的所有同质观察单位某种观察值（或变量值）的全体。例如，调查某地 2020 年正常成年男子的红细胞计数，观察对象是该地 2020 年的正常成年男子，观察单位是每个人，观察值是每个人测得的红细胞计数，则该地 2020 年全部正常成年男子的红细胞计数就构成一个总体。它的同质基础是同一地区,同一年份,同为正常成年人,同为男性。

　　总体分为无限总体和有限总体。无限总体指总体中的个体是无限的。例如,研究用某药治疗缺铁性贫血的疗效,该总体应包括用该药治疗的所有贫血患者的治疗结果,没有时间和空间范围限制。有限总体指总体中的个体是有限的,指特定时间、空间中有限的个体。例如,研究某地 2020 年全部正常成年男子的红细胞计数,总体明确了确定的时间、空间范围内有限的观察单位。个体间的同质性是构成总体的必备条件,也是进行研究的基本前提。

　　在实际工作中,要直接观察总体的情况往往是不可能的,即使是有限总体,也不可能将所有的个体都一一观察到。所以,在工作中经常是从总体中抽取样本,用样本信息推断总体特征。

　　样本(sample)指从总体中抽取的有代表性的一部分观察单位或个体,是其实测值的集合,通常使用随机抽样方法得到。例如,从某地 2020 年正常成年男子中,随机抽取 300 人,分别测得其红细胞计数就构成了样本。所谓随机抽样,就是按随机化原则抽取样本,以避免误差和偏倚对研究结果有所影响。

　　抽样研究的目的是用样本信息推断总体特征。因此,样本对它来自的总体必须有代表性,并使抽样误差的大小可以用统计方法进行估计。为此,抽样必须遵循随机化的原则,即在抽取样本前,要使总体中的每个个体有同等的被抽取的机会。样本的观察单位数称为样本含量,一般用 n 表示。

四、参数与统计量

　　用于描述总体特征的指标称为参数(parameter),如整个城市人群原发性高血压患病率。用于描述样本特征的指标称为统计量(statistic),如根据几百人的调查数据所算得的样本人群原发性高血压患病率。统计量是研究人员知道的,而参数是研究人员想知道的。显而易见,只有当样本代表了总体时,根据样本统计量所估计的总体参数才是准确的。

　　参数用希腊字母表示,统计量用拉丁字母表示。例如,μ 表示总体均数,π 表示总体率,σ 表示总体标准差;$\bar{X}$ 表示样本均数,p 表示样本率,S 表示样本标准差等。

五、误　　差

　　误差(error)指观测值与真实值之差,根据其性质和来源可以分为系统误差、随机测量误差和抽样误差。

　　1. 系统误差(systematic error)　系统误差也称为统计偏倚,是由一些固定因素产生的,如仪器未校正、操作不规范、标准试剂未校准、测量者读取测量值不准、试验对象选择不合适、收集资料设计不周、观察方法和判断标准不统一、观察者主观偏见等。其大小通常恒定或按照一定规律变化,具有明确的方向性。这类误差可通过完善研究设计,规范操作流程,改进技术手段等方式加以控制或消除。

2. 随机测量误差(random measurement error) 在测量过程中,即使仪器初始状态及标准试剂已经校正,但由于各种偶然因素的影响也会造成同一测量对象多次测定的结果不完全相同,这种随机产生的误差称为随机测量误差。实际工作中,产生随机测量误差的主要原因是生物体的自然变异和各种不可预知的因素。这类误差往往没有固定的大小和方向,是不可避免的,但可以通过多次测量获得的均值对真实值进行准确的估计。

3. 抽样误差(sampling error) 抽样误差指样本指标与总体指标或样本指标与样本指标之间的差异。由于生物的个体变异,从总体中随机抽取一个样本进行研究,所得样本统计量与相应的总体参数往往不相同;从总体中随机抽取多个样本进行研究,每个样本统计量之间也往往不相同。这种由于抽样而引起的差异,称为抽样误差。抽样误差主要来源于个体的变异,是不可避免的,但其大小可以用统计方法进行分析。一般来说,样本含量越大,则抽样误差越小,样本统计量与总体参数越接近,越能说明总体的规律性。反之,样本含量越小,则抽样误差相应越大。

六、概　率

医学研究的现象大多数是随机现象。例如,用相同的治疗方法治疗某病的一群患者,只知道治疗转归可能为治愈、好转、无效、死亡四种结果,但对某一患者,治疗后究竟发生哪一种结果是不确定的,这里每一种可能发生的结果都是一个随机事件。

概率(probability)是描述某事件发生可能性大小的一个度量。通常用 P 表示,其取值范围为 $0 \leqslant P \leqslant 1$。$P$ 越接近 1,表示某事件发生的可能性越大;P 越接近 0,表示某事件发生的可能性越小。$P=0$ 表示事件不可能发生,称为不可能事件;$P=1$ 表示事件必然发生,称为必然事件。不可能事件和必然事件均具有确定性,不是随机事件,但可视为随机事件的特例。

统计分析中的很多结论都是基于一定可信程度下的概率推断,习惯上将 $P \leqslant 0.05$ 称为小概率事件(small probability event),表示在一次观察或试验中该事件发生的可能性很小,可视为不可能发生。它是进行统计推断的重要基础。

第三节　医学统计工作的基本步骤

任何统计工作和统计研究的全过程都可分为以下四个步骤:

一、设　　计

这里所称的设计(design)指统计设计。统计设计是影响研究能否成功的最关键环节,是提高观察或实验质量的重要保证。在进行统计工作和研究之前必须有一个周密的设计。首先明确研究目的,根据研究目的,从统计学角度对资料收集、整理和分析的全过程提出全面具体的计划和要求,作为统计工作实施的依据,以便用尽可能少的人力、物力和时间获得准确可靠的结论。

在设计之前,应先对研究的问题有较多的了解。需要广泛查阅文献,了解实际情况,而且常常要与有关专家共同协作。设计的内容包括资料收集、整理和分析全过程的总体设想和安排,都要结合实际,周密考虑,妥善安排。如明确研究目的和研究假说,观察对象和观察单位,收集哪方面的原始资料,收集资料的方法,列出拟分析的统计指标及控制误差和偏倚的措施,预期拟得到的结果,经费预算等。

医学研究主要包括观察性研究和实验性研究。研究设计有专业设计和统计设计,二者相辅相成。专业设计主要包括选题、根据研究目的确定研究对象、处理因素、实验或观察方法、实验材料和设备、实验效应或观察指标等。统计设计主要包括实验分组或抽样方法、样本含量估计、数据管理与质量控制、拟使用的统计分析方法等。由于研究设计上的错误在数据分析阶段无法更正,所以在研究开始时应与统计专业人员合作或向其咨询。统计设计能够提高研究效率,并使结果更加准确可靠。

二、收 集 资 料

收集资料(collection of data)指采取措施获得及时、准确、完整的原始数据的过程。及时指应按规定的时间完成;准确指观察、测量准确,记录、计算无误;完整指收集资料项目不遗漏。

医疗卫生工作中的统计资料主要来源:

1. 统计报表　统计报表如医院工作报表、职业病报表、传染病报表等。它是了解居民健康状况的基础资料,为各级卫生决策部门提供科学依据。

2. 医疗、预防、保健机构的日常工作记录　工作记录如健康检查记录、卫生监测记录、门诊病历、住院病历等。

3. 专题调查和实验研究　专题调查是依据一定的研究目的制订调查表格,通过现场调查获取的资料。实验研究指根据研究工作的需要,通过实验的方法获取数据。一般实验均有较好的设计,数据量不大,问题较少。

4. 统计年鉴和统计数据专辑　资料可在各种相关出版物中查阅。

这些数据的收集过程,必须进行质量控制,包括它的统一性、确切性和可重复性等,对这些原始数据的精度和偏性应有明确的控制范围。

三、整 理 资 料

整理资料(sorting data)是将原始数据净化、系统化和条理化,以便为下一步计算和分析打好基础的过程。净化指对原始数据的清理、检查、核对和纠正错误等。系统化和条理化指根据研究目的,将原始数据合理分组并归纳汇总等。例如,如果要分析对比某项指标的性别差异,我们必须将原始数据分男、女两组归纳汇总;如果还要分析对比某项指标的年龄差异,我们必须将原始数据在按性别分组的基础上,再按不同年龄分组汇总等。分组为质分组与量分组,或介于二者之间的等级分组等方式,应分别获取相应类型的资料。

四、分 析 资 料

分析资料(analysis data)又称为统计分析。统计分析包括有关统计指标的选择与计算、统计图表的制作、有关统计方法的选用、统计软件的应用等,目的是在表达数据特征的基础上,阐明事物的内在联系和规律性。

统计分析包括两个方面。①统计描述(statistical description):主要是运用一些统计指标、统计表和统计图等,对数据的数量特征及其分布规律进行客观地描述和表达。②统计推断(statistical inference):指在一定的置信度或概率保证下,根据样本信息去推断总体特征。

统计推断通常包括参数估计和假设检验两个内容。参数估计指用样本指标推断总体相应的指标,如根据城市部分人群原发性高血压患病率去估计整个城市人群原发性高血压病患病率。假设检验指由样本之间的差异推断总体之间是否可能存在差异,如抗高血压药在两组的疗效存在一定差异,假设检验回答这种差异是机会造成的,还是真实存在的。假设检验有许多种,根据其所计算的统计量不同而命名,如 t 检验、z 检验、F 检验、χ^2 检验等。

要做好分析资料,应具备两个条件。①对于各种统计分析方法能融会贯通地理解,能够正确地选择、综合运用各种统计分析方法。②对于所研究的事物本身及其与周围事物的联系具有丰富的知识,因而能够作出合理的判断。

统计工作的上述四个步骤是紧密联系、不可分割的整体,缺少任何一步,都会影响整个研究的结果。

第四节　统计学发展简史

统计是伴随着人类生产活动产生的。学习统计学的历史,可以对统计学的发生发展过程及其对人类生产活动和社会活动与科学研究作用的影响,加深一些了解;另一方面,还会有助于启发我们的统计思维。

我国作为文明古国,是最早有统计活动文字记载的国家之一。西周时代(前 1100—前 771 年),已经发现有统计分组和平均数的应用。据《礼记·王制》记载:"用地大小,视年之丰耗,以三十年之通制国用,量入以为出。"这里的"三十年之通"意指三十年收成的平均数。

统计学作为一门学科,在西方的发展大致分为古典统计学、近代统计学和现代统计学三个阶段。它的诞生和发展,是建立在科学方法和实验研究基础之上的。17 世纪中叶,法国科学家帕斯卡(Pascal)和费马(Fermat)开创了概率论的研究。后来,法国科学家拉普拉斯(Laplace)与和德国科学家高斯(Gauss)又相继分别独自发现正态分布方程。由于 Gauss 成功地将正态分布理论用于描述观察误差的分布,并用于行星轨迹的预测,故正态分布又称为 Gauss 分布。1834 年英国统计学家们成立了伦敦统计学会(1887 年改名为现在的英国皇家统计学会)。1840 年,法国数学家泊松(Poisson)的学生加瓦雷特(Gavarret)编写了《医学统计学》,这是世界上第一部医学统计教科书。1885 年全球性的统计学术组织——国际统计学会成立。1893 年,英国统计学家皮尔逊(Pearson)提出了描述生物变异的指标"标准差";1900 年,提出了最早的假设检验方法—— χ^2 检验;创办了《生物统计杂志》(*BIOMETRICAL J*)和世界上第一所统计学校。

20 世纪初,生物统计方法开始在我国医学界传播与运用。1948 年,郭祖超(1912—1999 年)编著的《医学与生物统计方法》出版,这是我国第一部关于医学统计方法的教材。随着医学的发展,医学统计学在我国得到迅速普及与提高,已形成了较高水平的专业队伍。在人口、疾病、营养与生长发育、卫生服务等多方面多专题的研究中,医学统计学为调查设计、资料收集、资料整理、资料分析、评估与预测等提供了有效手段。如目前科学家们广泛采用现代统计设计手段和统计学方法,解决医学实验研究和临床试验等领域的问题。随着统计学、生物数学及电子计算机及其计算软件的发展,医学统计学也得到快速发展,实用性更强,学科交叉更广泛。

章末小结

　　本章学习重点是统计资料的类型,即计量资料、计数资料和等级资料;医学统计学中常用的基本概念,包括总体与样本、参数与统计量、误差、概率等。学习难点是对收集到的资料要能准确区别其类型,因为不同类型的资料使用的统计分析方法是不同的。在学习过程中注意几个基本概念的联系与区别,通过比较达到掌握的目的。

(杜　宏)

思考与练习

1. 统计资料分哪几种类型？区分统计资料类型的依据是什么？
2. 医学统计学上的三类误差是什么？应采取什么措施和方法加以控制？
3. 简述小概率事件的意义。

第二章 │ 计量资料的统计描述

02章 数字内容

学习目标

1. 具有实事求是、严谨求真的科学精神。
2. 掌握集中趋势指标和离散趋势指标(标准差、变异系数)的意义、计算方法和应用范围。
3. 熟悉频数分布表的编制和用途。
4. 了解离散趋势指标(极差、四分位数间距、方差)的意义、计算方法和应用范围。
5. 学会运用所学知识,正确选择计量资料的统计描述指标。

统计描述是统计推断的基础,是通过计算和描绘数据的分布特征获得数据的分布情况。根据数据的类型,统计描述分为计量资料的统计描述和计数资料的统计描述。本章学习计量资料的统计描述。学习这些方法的目的在于能够有效地组织、整理和表达统计数据的信息。

第一节　频　数　分　布

频数就是观察数据的个数。频数分布就是观察数据在其取值范围内分布的情况。计量资料的频数分布情况主要用频数分布表(frequency table)或直方图(histogram)表示。获得频数分布情况是研究计量资料的第一步。

一、频数分布表

频数分布表(frequency table)是统计表的一种,根据列出观察指标的取值区间及其在各区间内出现的个数编制频数分布表。编制步骤分为三步:①先将选定的组段列出,每一组段的起点称为下限,每一组段的终点称为上限。②将原始数据放到不同的组段中。③计算不同组段中数据的个数之和,即可得到各组的频数。

现结合实际案例说明频数分布表的编制方法和需注意的问题。

例 2-1　某市 117 名 7 岁男童的身高(cm)资料:

121.6	115.2	122.0	121.7	118.8	121.8	124.5	121.7	122.7
122.1	114.4	120.5	115.0	122.8	116.8	125.8	120.1	124.8
118.0	122.4	114.3	116.9	126.4	133.5	114.2	127.2	118.3
114.4	119.2	124.7	125.0	115.0	112.8	120.2	111.3	120.9
122.7	119.4	128.2	124.1	124.1	120.0	122.7	118.3	127.1
120.1	125.5	120.3	131.2	122.3	118.2	116.7	121.7	116.8
116.3	128.2	124.0	119.0	124.5	121.8	124.9	130.0	123.5
128.1	119.7	123.2	126.1	131.3	123.8	114.7	122.2	122.8
128.6	122.0	132.5	126.4	122.0	123.5	116.3	126.1	119.2
126.4	118.4	121.0	119.1	125.2	116.9	131.1	120.4	115.2
127.8	123.0	117.4	123.2	119.9	122.1	133.7	120.4	124.8
122.5	116.3	125.1	124.4	112.3	121.3	127.0	113.5	118.8
127.6	125.2	121.5	122.5	129.1	122.6	135.5	118.3	132.8

1. 计算全距　全距也称为极差(range),即计算观察值中的最大值和最小值之差,常用 R 表示。本例的全距:

$$R = 135.5 - 111.3 = 24.2(\text{cm})$$

2. 确定组数　进行数据分组时,根据样本数的多少,适当选择组数,考虑组数过少会导致信息损失较大;组数过多则可能使数据分布的规律性不能明显地表示出来。按照样本量为 100 左右时,一般取 8~15 组,以能显示数据的分布规律为宜。

3. 确定组距　组距即相邻两组段下限值之差,用 i 表示。组距可以相等,也可不相等,一般取相等组距。本例采用等组距分组,组距≈全距/组数。现拟分为 10 组,本例组距计算为:

$$i = 24.2/10 = 2.42 \approx 2(\text{cm})$$

那么 2(cm)就是本例组距。

4. 确定组段　每个组段的起点和终点,被称为该组的下限和上限。每组的上限和下限之差的绝对值就是组距。第一组段必须包括最小值,其下限一般取包含最小值的、较为整齐的数值。注意:最后一组段必须包含最大值,通常情况下应包含该组段的上限,其余各组区间只包含下限,不包含上限。最后一组段应同时写出下限和上限。

5. 计算频数　计算各组内观察值的个数,根据个数确定频数,如表 2-1 的第二列。

6. 计算频率　计算各组段频数与观察值总个数之比,用百分数表示,如表 2-1 的第三列。

7. 计算累计频数　由上至下逐一将频数进行累加,其结果如表 2-1 的第四列。

8. 计算累计频率　计算各组段累计频率与观察值总个数之比,用百分数表示,如表 2-1 的第五列。

表 2-1　某市 110 名 7 岁男童的身高频数分布表

身高组段/cm (1)	频数(f) (2)	频率/% (3)	累计频数 (4)	累计频率/% (5)
110~<112	1	0.85	1	0.85
112~<114	3	2.56	4	3.64
114~<116	9	7.69	13	11.82
116~<118	9	7.69	22	18.80
118~<120	15	12.82	37	31.62
120~<122	18	15.38	55	47.01
122~<124	22	18.81	77	65.82
124~<126	15	12.82	92	78.63
126~<128	11	9.41	103	88.03
128~<130	5	4.28	108	92.31
130~<132	4	3.42	112	95.73
132~<134	4	3.42	116	99.16
134~136	1	0.85	117	100.00
合　计	117	100.00	—	—

二、直 方 图

直方图即频数分布图,可以比频数分布表更直观地表达数据分布类型,直方图是以垂直条段代表频数分布的一种图形,条段高度代表各组的频数,由纵轴标度,各组的组限由横轴标度,条段的宽度表示组距。表 2-1 资料绘制的直方图如图 2-1 所示。

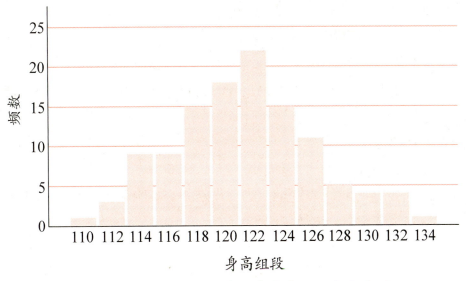

图2-1　某市117名7岁男童身高的频数分布图

三、频数分布类型

从频数分布的图形来看(图 2-2)，常见计量资料频数分布有三种类型。

1. 正态分布　整个图形呈现左右对称。其特点：以高峰所在处的垂线为中心位置，两侧逐渐下降。

2. 正偏态分布　整个图形呈现不对称。其特点：高峰位置偏左，即在观察值较小的这一端，集中了较多的频数。例如，在正常人体中某些非必需元素含量的频数分布和某些传染病潜伏期的频数分布中，会出现此种分布。

3. 负偏态分布　整个图形呈现不对称。其特点：高峰位置偏右，即在观察值较大的这一端，集中了较多的频数。例如某班学生考试成绩的频数分布，多数学生得分较高，少数学生得分较低。

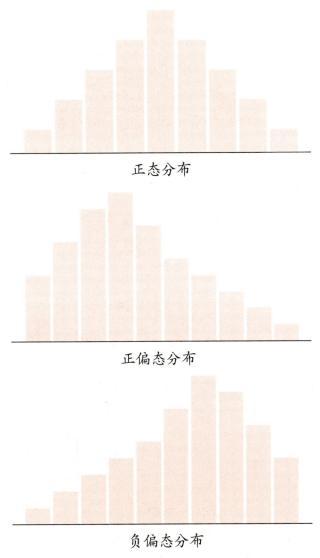

图2-2　几种不同类型的频数分布示意图

第二节 集中趋势的描述

通过学习数据的频数分布表和频数分布图,我们可以观察到样本的分布情况,但若要获得更加准确的数据特征信息,则需要对计量资料进行统计描述,通常从集中趋势和离散趋势两个方面进行描述。

集中趋势指一组计量资料的大多数观察值所在的中心位置或平均水平,即平均数。平均数(average)是描述一组同质变量值的平均水平。集中趋势的常用统计指标有算术均数、几何均数、中位数和百分位数。

一、算 术 均 数

算术均数(arithmetic mean)简称为均数,是描述计量资料的一种常用方法,用于说明一组观察值的平均水平。通常情况下,总体均数以希腊字母 μ 表示,样本均数用 $\bar{X}$ 表示。均数适用于计量资料中的正态或近似正态的对称分布。均数计算有两种方法,即直接法和加权法。

1. 直接法 当样本的观察值个数较少时,将各观察值 $X_1, X_2 \cdots X_n$ 相加再除以观察值的个数 n(样本含量)即得均数。其公式为:

$$\bar{X} = \frac{X_1 + X_2 + \cdots + X_n}{n} = \frac{\sum X}{n} \qquad \text{式 2-1}$$

式 2-1 中,$\sum$ 为希腊字母,读作 sigma,为求和符号。

例 2-2 某人调查了 11 名 18 岁高三男学生身高(cm)分别为 174.9,173.1,172.8,178.0,173.9,172.7,167.2,169.8,171.8,172.1,168.5。计算其均数。

$$\bar{X} = \frac{\sum X}{n} = \frac{174.9 + 173.1 + \cdots + 168.5}{11} = \frac{1\ 894.8}{11} = 172.25 \text{(cm)}$$

2. 加权法 加权法是根据频数分布表计算均数的一种方法。当样本的观察值个数较多时,可根据整理的频数分布表,把各组的组中值视为各组观察值的近似值,分别乘以各组的频数,然后将它们相加得到观察值的总和再除以总例数。用公式表示为:

$$\bar{X} = \frac{f_1 X_1 + f_2 X_2 + \cdots + f_k X_k}{f_1 + f_2 + \cdots + f_k} = \frac{\sum fX}{\sum f} \qquad \text{式 2-2}$$

式 2-2 中,k 为组段数;$f_1, f_2, \cdots f_k$ 分别为各组段的频数;$X_1, X_2 \cdots X_k$ 分别为各组段的组中值,组中值=(本组段上限+本组段下限)/2。

例 2-3 依据表 2-1 资料,计算某市 117 名 7 岁男童的身高均数。

$$\bar{X} = \frac{\sum fX}{\sum f} = \frac{111 \times 1 + 113 \times 3 + 115 \times 9 + \cdots + 135 \times 1}{117} = 121.95(\text{cm})$$

二、几 何 均 数

几何均数(geometric mean)适用于对样本值取对数后呈近似正态分布的资料,且原始数据呈倍数关系,简记为 G。如白细胞计数、抗体滴度、细菌计数、血清凝集效价、某些物质浓度等。几何均数计算有两种方法,即直接法和加权法。

1. 直接法 当观察值个数不多时,直接将观察值$(X_1, X_2 \cdots X_n)$的乘积开 n 次方根。n 为观察值的个数,其计算公式为:

$$G = \sqrt[n]{X_1 X_2 \cdots X_n} \qquad \text{式 2-3}$$

其对数公式为:

$$G = \lg^{-1}\left(\frac{\lg X_1 + \lg X_2 + \cdots + \lg X_n}{n}\right) = \lg^{-1}\left(\frac{\sum \lg X}{n}\right) \qquad \text{式 2-4}$$

例2-4 实验室获得6份血清。其抗体效价分别为 $1:10, 1:20, 1:40, 1:80, 1:80,$ $1:160$。求其平均效价。

$$G = \lg^{-1}\left(\frac{\sum \lg X}{n}\right) = \lg^{-1}\left(\frac{\lg 10 + \lg 20 + \cdots + \lg 160}{6}\right) = \lg^{-1}(1.652\ 2) = 45$$

计算得出实验室此6份血清的平均抗体效价为 $1:45$。

2. 加权法 当观察值个数较多时,先将观察值分组归纳成频数分布表,再用式 2-5 来计算。

$$G = \lg^{-1}\left(\frac{f_1 \lg X_1 + f_2 \lg X_2 + \cdots + f_k \lg X_k}{f_1 + f_2 + \cdots + f_k}\right) = \lg^{-1}\left(\frac{\sum f \lg X}{\sum f}\right) \qquad \text{式 2-5}$$

例2-5 某预防接种门诊医生对326名农民进行胎盘浸出液钩端螺旋体菌苗接种,2个月后测得血清免疫球蛋白 G(IgG)抗体滴度见表2-2。试计算其平均抗体滴度。

表2-2 胎盘浸出液钩端螺旋体菌苗接种2个月后血清 IgG 抗体滴度

IgG 滴度倒数	20	40	80	160	320	640	1 280
例数	16	57	76	75	54	25	23

$$G = \lg^{-1}\left(\frac{\sum f \lg X}{\sum f}\right) = \lg^{-1}\left(\frac{16 \times \lg 20 + 57 \times \lg 40 + \cdots + 23 \times \lg 1\ 280}{326}\right) = 139$$

计算得出接种胎盘浸出液钩端螺旋体菌苗 2 个月后血清 IgG 抗体的平均滴度为 1∶139。

三、中位数和百分位数

（一）中位数

中位数（median）是一个位置指标，是将一组观察值按从小到大的顺序排列，位置居中的数就是中位数。中位数以符号 M 表示。

因中位数不受极端值（个别特小或特大观察值）影响，所以当数据值中有极端值或不确定值时，或分析偏态分布资料、一端或两端无界资料、频数分布类型不明的资料时，适合采用中位数来描述集中趋势。

在对称分布的计量资料中，中位数接近均数；当资料呈现左偏态分布时，均数小于中位数；当资料呈现右偏态时，均数大于中位数。因此，可以通过中位数和均数的大小对比，初步判断数据的分布类型。

中位数计算有两种方法，即直接法和频数表法。

1. 直接法　当 n 较小时，可直接由原始数据求中位数。先将观察值由小到大按顺序排列，n 为奇数时，位置居中的观察值即为中位数；n 为偶数时，位置居中的两个观察值的平均数即为中位数。

当 n 为奇数：

$$M = X_{(n+1)/2} \qquad\qquad 式2\text{-}6$$

当 n 为偶数：

$$M = \frac{X_{n/2} + X_{n/2+1}}{2} \qquad\qquad 式2\text{-}7$$

例 2-6　7 名患者患某病的潜伏期（d）分别为 2，3，4，5，6，9，16，求其中位数。

本例 $n=7$，n 为奇数，得：

$$M = X_{\left[\frac{n+1}{2}\right]} = X_4 = 5(\text{d})$$

例 2-7　8 名患食物中毒的潜伏期（h）分别为 1，2，2，3，5，8，15，24，求其中位数。

本例 $n=8$，n 为偶数，得：

$$M = \left[X_{\left[\frac{n}{2}\right]} + X_{\left[\frac{n}{2}+1\right]} \right] / 2 = (X_4 + X_5)/2 = (3+5)/2 = 4(\text{h})$$

2. 频数表法　当 n 较大时，先将观察值分组归纳成频数表，再按组段由小到大计算累计频数和累计频率。计算公式为：

$$M = L + \frac{i}{f}\left(\frac{n}{2} - \sum f_L \right) \qquad\qquad 式2\text{-}8$$

式 2-8 中，L 为中位数（即累计频率为 50%）所在组段的下限；i 为该组段的组距；f 为该组段的频数；$\sum f_L$ 为小于 L 的各组段的累计频数；n 为总例数。

例2-8　表 2-3 为 164 名食物中毒患者潜伏期整理成频数分布表的资料，求中位数。

表 2-3　164 名食物中毒患者潜伏期

潜伏期/h	人数(f)	累计频($\sum f$)	累计频率/%
0~<12	25	25	15.2
12~<24	58	83	50.6
24~<36	40	123	75.0
36~<48	23	146	89.0
48~<60	12	158	96.3
60~<72	5	163	99.4
72~84	1	164	100.0

由上表可见，中位数应在"12~<24"组段内，则 L=12，i=12，f=58，$\sum f_L$=25，n=164，按公式计算为：

$$M = L + \frac{i}{f}\left(\frac{n}{2} - \sum f_L\right) = 12 + \frac{12}{58}\left(\frac{164}{2} - 25\right) = 23.8(\mathrm{h})$$

计算得出 164 名食物中毒患者潜伏期的中位数为 23.8h。

(二)百分位数

百分位数（percentile）是一种位置指标，观察值的第 X 百分位数记为 P_X，表示从小到大排列观察值后位于第 X 位置的数值，那么就有 X% 的观察值小于或等于 P_X，$(100-X)$% 的观察值大于或等于 P_X。

利用频数分布表资料计算百分位数的公式为：

$$P_X = L_X + \frac{i_X}{f_X}(nX\% - \sum f_L) \qquad 式 2\text{-}9$$

式 2-9 中，L_X 和 i_X、f_X 分别为 P_X 所在组段的下限、组距、频数，n 为总例数，$\sum f_L$ 为该组段之前的累计频数。那么，第 50 百分位数 P_{50} 就是中位数。

第三节　离散趋势的描述

计量资料的频数分布规律呈现集中趋势和离散趋势两个主要特征，只有把二者结合起来，才能全面地认识事物。离散趋势是描述计量资料的所有观察值与中心位置的偏离程度。常用统计指标有极差、四分位数间距、方差、标准差和变异系数。

一、极　　差

极差（range）也称为全距，即观察值中最大值和最小值之差。用符号 R 表示。其公式为：

$$R=X_{max}-X_{min} \qquad\qquad\qquad 式\ 2\text{-}10$$

极差是表示资料中各观察值变异程度大小最简便的统计量，极差大说明变异程度大，极差小说明变异程度小。

例 2-9　试计算下面三组 3.5 岁女孩的身高（cm）均数和极差。

A 组：90　94　100　106　110　$\overline{X}_A=100$（cm）　$R_A=110-90=20$（cm）

B 组：96　99　100　101　104　$\overline{X}_B=100$（cm）　$R_B=104-96=8$（cm）

C 组：95　97　101　103　104　$\overline{X}_C=100$（cm）　$R_C=104-95=9$（cm）

比较以上三组数据发现：A 组的身高分布较为分散，B 组和 C 组的身高分布较集中，但仅用极差来描述数据的变异程度不全面，如 B 组和 C 组虽然极差相近，但两组数据变异程度并不相同。因此，极差只能粗略地反映各观察值的变异程度。

由此可见，虽然用极差说明数据离散程度，方法简单，但缺点明显。①除了最大值与最小值外，不能反映组内其他数据的变异。②随着观察例数的增多，抽到较大或较小数值的可能性越来越大，极差也会随之变大，尤其当资料呈明显偏态分布时会显得更加不稳定。

二、四分位数间距

为克服极差的不稳定性，对观察值进行从小到大排列，然后分成四个数目相等的段落，每个段落的观测值数目各占 25%，去掉两端的 25%，取中间 50% 观测值的数据范围即为四分位数间距（quartile range），用符号 Q 表示。即 $Q=Q_U-Q_L=P_{75}-P_{25}$。$Q_L(P_{25})$ 为下四分位数，$Q_U(P_{75})$ 为上四分位数。它和中位数一起描述偏态分布资料离散趋势的分布特征。四分位数间距越大，说明数据的变异越大；反之，四分位数间距越小说明变异越小。

例 2-10　研究人员观察 150 例某型食物中毒，潜伏期（d）资料如表 2-4 所示，试计算 M、P_{25}、P_{75} 和 Q。

表 2-4　150 例某型食物中毒患者潜伏期频数表

潜伏期/d	频数	累计频数	累计频率/%
0~<12	23	23	15.33
12~<21	56	79	52.67

潜伏期/d	频数	累计频数	累计频率/%
24~<36	38	117	78.00
36~<48	20	137	91.33
48~<60	10	147	98.00
60~72	3	150	100.00

$$M = P_{50} = 12 + \frac{12}{56} \times (150 \times 50\% - 23) = 23.14 \, (\text{d})$$

$$P_{25} = 12 + \frac{12}{56} \times (150 \times 25\% - 23) = 15.11 \, (\text{d})$$

$$P_{75} = 24 + \frac{12}{38} \times (150 \times 75\% - 79) = 34.58 \, (\text{d})$$

$$Q = P_{75} - P_{25} = 34.58 - 15.11 = 19.47 \, (\text{d})。$$

四分位数间距比极差稳定,但仍未考虑到每个观察值的变异度。它适用于偏态分布资料,特别是分布末端无确定数据不能计算全距、方差和标准差的资料。用四分位数间距作为说明个体差异的指标,与极差相比不易受极端值的影响。但仍未用到每一个具体的观察值,在统计分析中应用较少。

三、方 差

方差(variance)是描述一个变量所有观察值与总体均数的平均离散程度的指标。要全面地考虑组内每个观察值的离散情况,必须要知道总体中的个体值与总体均数的离差,即离均差 $X-\mu$。离均差有正负,总和为零,即 $\sum (X-\mu)=0$。故有人提出将离均差平方后求和,显然当观察例数 N 越大时,离均差平方和也越大,于是除以 N 来反映变异度大小,称为总体方差,用 σ^2 表示,其计算公式为:

$$\sigma^2 = \frac{\sum (X-\mu)^2}{N} \qquad \text{式 2-11}$$

实际工作中,通常得到的是样本资料,μ 与 N 不知道,只能用样本均数 $\bar{X}$ 代替总体均数 μ,用样本例数 n 代替总体例数 N。通常 $\bar{X} \neq \mu$,且可以证明其结果比实际离均差平方和低,为此计算样本方差分母以 $n-1$ 代替 N 来进行校正。于是样本方差的计算公式为:

$$S^2 = \frac{\sum (X - \overline{X})^2}{n-1} \qquad \text{式 2-12}$$

四、标　准　差

对于计量单位相同的变量,方差越大,数据的离散程度就越大。由于方差的单位是原变量单位的平方,不利于统计分析,因此更常用的是标准差。统计学上把方差的算术平方根称为标准差。

总体方差的平方根称为总体标准差(standard deviation),用 σ 表示,公式为:

$$\sigma = \sqrt{\sigma^2} = \sqrt{\frac{\sum (X-\mu)^2}{N}} \qquad \text{式 2-13}$$

样本方差的平方根称为样本标准差,用 S 表示,公式为:

$$S = \sqrt{S^2} = \sqrt{\frac{\sum (X-\overline{X})^2}{n-1}} \qquad \text{式 2-14}$$

$n-1$ 在统计学上称为自由度。数学上可以证明离均差平方和 $\sum (X-\overline{X})^2 = \sum X^2 - (\sum X)^2/n$。实际计算样本标准差 S 常用计算公式为:

$$S = \sqrt{\frac{\sum X^2 - (\sum X)^2/n}{n-1}} \qquad \text{式 2-15}$$

对于频数分布表资料用加权法时。样本标准差计算公式为:

$$S = \sqrt{\frac{\sum fX^2 - (\sum fX)^2/\sum f}{\sum f - 1}} \qquad \text{式 2-16}$$

例 2-11　7 名 9 岁男孩身高(cm)分别为 133.8,119.3,135.5,123.6,130.1,122.5,128.6。计算其标准差。

$$S = \sqrt{\frac{\sum X^2 - (\sum X)^2/n}{n-1}} = \sqrt{\frac{114\,242.36 - (893.4)^2/7}{7-1}} = 6.04\,(\text{cm})$$

例 2-12　某地 120 名 8 岁男孩身高(cm)资料表 2-5,计算其标准差。

表 2-5　120 名 8 岁男孩身高标准差计算表

身高/cm	频数(f)	组中值(X)	fX	fX^2
112~<114	2	113	226	25 538
114~<116	7	115	805	92 575

身高/cm	频数(f)	组中值(X)	fX	fX^2
116~<118	9	117	1 053	123 201
118~<120	14	119	1 666	198 254
120~<122	15	121	1 815	219 615
122~<124	21	123	2 583	317 709
124~<126	18	125	2 250	281 250
126~<128	15	127	1905	241 935
128~<130	10	129	1 290	166 410
130~<132	5	131	655	85 805
132~<134	3	133	399	53 067
134~136	1	135	135	18 225
合计	120($\sum f$)		14 782($\sum fX$)	1 823 584($\sum fX^2$)

$$S = \sqrt{\frac{\sum fX^2 - (\sum fX)^2/\sum f}{\sum f - 1}} = \sqrt{\frac{1\ 823\ 584 - (14\ 782)^2/120}{120 - 1}} = 4.75(\text{cm})$$

即 120 名 8 岁男孩身高的标准差为 4.75cm。

在变异指标中,标准差或方差是其他变异指标所不能比拟的。方差与标准差适用于对称分布,特别是正态或近似正态分布资料。标准差与均数结合能够完整地概括一个正态分布,同质的两组资料,在均数相近的条件下,标准差大,说明该组各观察值距离均数较远,均数的代表性差;反之,标准差小,说明该组观察值距离均数较近,均数代表性比较好。

五、变异系数

当几组资料单位不同或均数相差较大时,变异大小不能直接用标准差进行比较。这种情况下可以使用变异系数(coefficient of variation,CV),进行比较。变异系数是一个度量相对离散程度的指标,定义为标准差与均数的比值。变异系数值越大,表示离散程度越大;反之相反。计算公式为:

$$CV = \frac{S}{\bar{X}} \times 100\%$$

式 2-17

例2-13　测得某地成年人舒张压的均数为77.5mmHg,标准差为10.7mmHg;收缩压的均数为122.9mmHg,标准差为17.1mmHg。试比较舒张压和收缩压的变异程度。

分析:舒张压和收缩压是两个不同的指标,尽管单位相同,但均数相差较大,如直接比较两个标准差,会误得出收缩压变异较大的结论。计算二者的变异系数为:

舒张压:

$$CV = \frac{S}{\overline{X}} \times 100\% = \frac{10.7}{77.5} \times 100\% = 13.81\%$$

收缩压:

$$CV = \frac{S}{\overline{X}} \times 100\% = \frac{17.1}{122.9} \times 100\% = 13.91\%$$

可见两种指标的变异程度几乎没有什么差异。

例2-14　测量10名小学生运动员,胸围$\overline{X}$为67.1cm,S为3.0cm;背肌力$\overline{X}$为67.0kg,S为12.5kg。试比较胸围与背肌力的变异程度。

分析:本例2名小学生运动员均数相近,但因胸围与背肌力单位不同,应采用变异系数作比较。

胸围:

$$CV = \frac{S}{\overline{X}} \times 100\% = \frac{3.0}{67.1} \times 100\% = 4.5\%$$

背肌:

$$CV = \frac{S}{\overline{X}} \times 100\% = \frac{12.5}{67.05} \times 100\% = 18.7\%$$

即背肌力变异程度大于胸围变异程度。

章末小结　本章学习重点是掌握集中趋势指标和离散趋势(标准差、变异系数)指标的意义、计算方法和应用范围。学习难点是各指标使用的范围。例如,均数应用于对称分布,特别是正态分布;中位数应用于偏态资料或分布不明或分布末端无确定值的资料;标准差与均数的单位相同用于正态或近似正态分布。学习过程注意多练习,提高解决实际问题的能力。

(唐亚丽)

? 思考与练习

1. 试述极差、四分位数间距、标准差及变异系数的适用范围有何区别。

2. 某工厂环境监测点测得大气中的二氧化硫的浓度,用两种计量单位表示。

$c(SO_2)/(mg \cdot m^{-3})$ 1   2   3   4   5

$c(SO_2)/(\mu g \cdot m^{-3})$ 1 000   2 000   3 000   4 000   5 000

分别计算几何均数及标准差,会发现两种不同单位的标准差相等,试解释其原因。

第三章 ┃ 正态分布及其应用

03章 数字内容

学习目标

1. 具有初步统计学思维,以及严谨求实的科研精神。
2. 掌握正态分布的概念和特征,医学参考值的制订。
3. 熟悉标准正态分布,正态分布应用中的质量控制与统计处理方法的基础。
4. 了解服从正态分布或近似正态分布的医学生理指标。
5. 能运用正态分布理论基础,分析处理医学数据问题。

正态分布在医学研究中应用很广,是最常见、最重要的一种连续型分布。现实生活中,很多随机变量都是服从正态分布或近似服从正态分布,如同性别、同年龄儿童的身高,同性别健康成年人的血糖浓度和红细胞计数等。实验中的随机误差,一般也表现为正态分布。服从正态分布资料的医学参考值范围估计,质量控制等均可按正态分布规律处理。正态分布的性质和应用在概率和统计中占有重要地位,是学习各种统计推断方法的理论基础。

第一节 正态分布的概念和特征

一、正态分布的概念

正态分布(normal distribution)指一种连续型随机变量的概率分布,是一种对称分布,以均数为中心,越接近均数频数分布越多,越远离均数分布越少。对于连续型变量,正态分布是最常见、最重要的分布类型。

可以设想例 2-1 的频数分布表资料,如果样本例数不断扩大,组段不断细分,则各组段上的长方形将越变越窄,对称性越来越好,长方形顶部中点的边线将逐渐由折线变成一条光滑的曲线,见图 3-1。这条光滑的曲线与数学上的"正态曲线"十分近似。在处理资料时,就可把它看成是正态分布。

正态曲线是正态分布的图形。它是一条高峰位于中央(即均数所在处),两侧逐渐下降并完全对称,曲线两端永远不与横轴相交的光滑钟形曲线。正态曲线密度函数为:

$$f(X) = \frac{1}{\sigma\sqrt{2\pi}}e^{-(X-\mu)^2/(2\sigma^2)}$$ 式 3-1

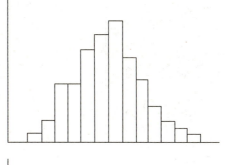
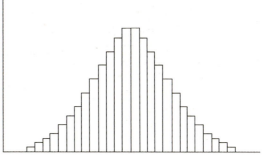
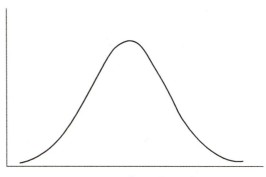

如果随机变量 X 的分布服从概率密度函数,则称为 X 服从正态分布,μ 为 X 的总体均数,σ^2 为总体方差,π 为圆周率,e 为自然对数的底。

习惯上用 $N(\mu, \sigma^2)$ 表示均数为 μ,标准差为 σ 的正态分布。

二、正态分布的特征

1. 正态分布是单峰分布,呈光滑钟形曲线,分布以均数 $X=\mu$ 为对称轴,左右完全对称,正态曲线以 X 轴为渐近线,两端与 X 轴不相交。

图 3-1　正态曲线示意图

样本例数不断扩大,逐渐由折线变成一条光滑的曲线。

2. 正态曲线在横轴上方,以均数($X=\mu$)处为最高,且均数处有最大值,$f(X)$ 取最大值,其值为 $f(\mu)=1/(\sigma\sqrt{2\pi})$;$X$ 越远离 μ,$f(X)$ 值越小,在 $X=\mu\pm\sigma$ 处有拐点。

3. 正态分布有两个参数,即位置参数 μ 和形态参数 σ。μ 是描述正态分布的平均水平,决定着正态曲线在 X 轴上的位置;σ 描述正态分布的变异程度,决定着正态曲线的分布形状。

(1) 若 σ 固定时,改变 μ,曲线沿着 X 轴左右平行移动,形状不变,改变的只是位置,见图 3-2。

(2) 若 μ 固定,改变 σ,σ 越大曲线越"矮胖",表示数据越分散即变异越大,σ 越小曲线越"瘦高",表示数据越集中即变异越小,见图 3-3。

4. 正态曲线下的面积分布有一定规律,见图 3-4。

(1) 曲线下的面积即为概率。服从正态分布的随机变量在某一区间上的曲线下面积与该随机变量在同一区间上的概率相等。

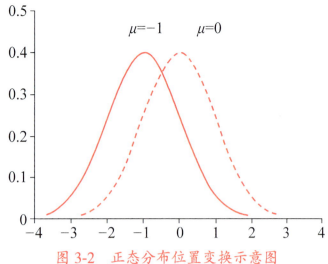

图 3-2　正态分布位置变换示意图

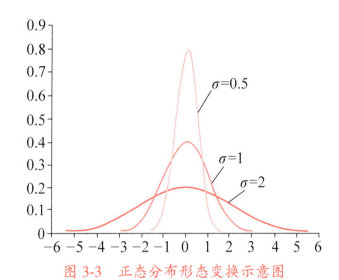

图 3-3　正态分布形态变换示意图

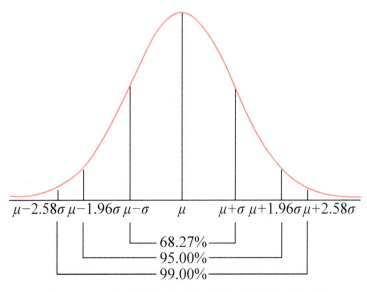

图 3-4　正态曲线下面积的分布规律示意图

（2）曲线下总面积为 1 或 100%，以 μ 为中心左右两侧面积各占 50%。

（3）区间 $\mu\pm\sigma$ 范围内曲线下的面积占总面积为 68.27%，区间 $\mu\pm1.64\sigma$ 范围内曲线下的面积占总面积的 90.00%，区间 $\mu\pm1.96\sigma$ 范围内曲线下的面积占总面积的 95.00%，区间 $\mu\pm2.58\sigma$ 范围内曲线下的面积占总面积的 99.00%。

第二节　标准正态分布

正态分布由两个参数 μ 和 σ 确定，对任意一个服从 $N(\mu, \sigma^2)$ 分布的随机变量 X，都可以转换为 $\mu=0$，$\sigma=1$ 的正态分布，这种正态分布称为标准正态分布（standard normal distribution），记作 $N(0,1)$，标准正态分布也称为 z 分布。

$$z=\frac{X-\mu}{\sigma}$$ 式 3-2

正态分布曲线下面积为 1，欲求一定区间标准正态分布曲线下的面积只需查附表 1 即可。附表 1 就是标准正态分布表，表中列出了标准正态曲线下从 $-\infty$ 到 z 范围内的面积 $\Phi(z)$ 值。$\Phi(z)=1-\Phi(-z)$ 见图 3-5。

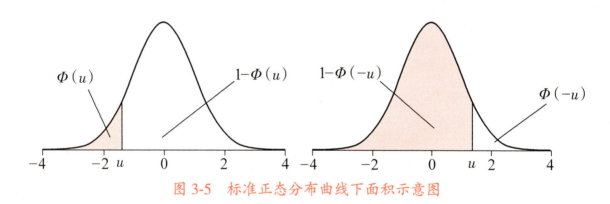

图 3-5　标准正态分布曲线下面积示意图

将正态分布变量进行标准化变换的主要目的，是方便计算和查表。查表确定标准正态分布曲线下的面积时，必须注意：

（1）当 μ、σ 和 X 已知时，按 μ 变换公式 $\mu=\dfrac{X-\mu}{\sigma}$ 求得 μ 值，再根据 μ 值查附表 1，就可以得到不同区间曲线下的面积。

（2）当 μ、σ 未知时，常分别用样本均数 $\overline{X}$ 和样本标准差 S 来代替。

（3）对于非标准正态分布，求曲线下任意 (X_1, X_2) 范围内的面积，可以先做标准化转换，再借助标准正态分布表求得。

（4）查表时，要利用标准正态分布的两个特征：曲线下对称于 0 的区间，面积相等；曲线下横轴上的面积为 1 或 100%。例如，对于任意两值 z_1 和 z_2 求标准正态曲线下 (z_1, z_2) 范围内的面积，可以先查附表 1 分别求出从 $-\infty$ 到 z_1 与从 $-\infty$ 到 z_2 的面积，然后二者相减，即可求得所要求的面积。

例3-1　已知 X 服从均数为 μ，标准差为 σ 的正态分布，试估计 X 取值在区间 $\mu \pm 1.96\sigma$ 上的概率。

求 X 落在相应区间的概率，首先要确定区间两端点所对应的 z 值。

$$z_1 = \frac{X-\mu}{\sigma} = \frac{(\mu-1.96\sigma)-\mu}{\sigma} = -1.96$$

$$z_2 = \frac{X-\mu}{\sigma} = \frac{(\mu+1.96\sigma)-\mu}{\sigma} = 1.96$$

查附表 1，$\Phi(-1.96) = 0.025$，因为曲线下两侧区间对称，则区间 $(1.96, \infty)$ 相应概率也是 0.025，故 $(-1.96, 1.96)$ 对应的概率为 $1-2 \times 0.025 = 0.95$，即 X 取值在区间 $\mu \pm 1.96\sigma$ 上的概率为 95%。

同理我们可以求出 X 取值在区间 $\mu \pm 2.58\sigma$ 上的概率为 99%。这两个概率在正态分布中的意义很重要。

例3-2　随机抽取某地 120 名 8 岁男孩的身高，均数 $\bar{X} = 123.02$（cm），标准差 $S = 4.79$（cm）。估计理论上：①该地 8 岁男孩身高在 130cm 以上者占该地 8 岁男孩总数的百分比。②身高在 120~128cm 者占该地 8 岁男孩总数的百分比。

1）该地 8 岁男孩身高在 130cm 以上者占该地 8 岁男孩总数的百分比。

$$z = \frac{X-\bar{X}}{s} = \frac{130-123.02}{4.79} = 1.46$$

于是，问题转化成了求标准正态分布 z 大于 1.46 的概率。区间 $(1.46, \infty)$ 曲线下面积与 $(-\infty, -1.46)$ 对应的曲线下面积值相同。查附表 1，$\Phi(-1.46) = 0.072\ 1$，故理论上该地 8 岁男孩身高在 130cm 以上者占该地 8 岁男孩总数的 7.21%。

2）身高在 120~128cm 者占该地 8 岁男孩总数的百分比。

$$z_1 = \frac{X-\bar{X}}{s} = \frac{120-123.02}{4.79} = -0.63$$

$$z_2 = \frac{X-\bar{X}}{s} = \frac{128-123.02}{4.79} = 1.04$$

查附表 1，得 $\Phi(-0.63) = 0.264\ 3$。因为曲线下横轴上的总面积为 100% 或 1，且曲线下两侧区间对称，故 $(-\infty, 1.04)$ 的面积等于 1 减 $(-\infty, -1.04)$ 的面积，即 $\Phi(1.04) = 1 - \Phi(-1.04) = 1 - 0.149\ 2 = 0.850\ 8$。

根据 $\Phi(z)$ 的定义，正态曲线下 $(-0.63, 1.04)$ 的面积为 $\Phi(1.04) - \Phi(-0.63) = 0.850\ 8 - 0.264\ 3 = 0.586\ 5$，所以理论上身高在 120~128cm 者占该地 8 岁男孩总数的百分比为 58.65%。

第三节　正态分布的应用

一、确定医学参考值范围

1. 基本概念　医学参考值（reference value）指包括绝大多数正常人的人体形态、功能和代谢产物等各种生理、生化指标常数，也称为正常值。由于存在个体差异，生物医学数据并非常数而是在一定范围内波动，故采用医学参考值范围（medical reference range）作为判定正常和异常的参考标准。

医学参考值范围根据指标含义决定界值是单侧还是双侧范围，这通常依据医学专业知识而定。例如，红细胞计数过低或过高均属异常，应采用双侧参考值范围制订下侧和上侧界值。血清转氨酶过高异常，应采用单侧参考值范围制订上侧界值；肺活量过低异常，应采用单侧参考值范围制订下侧界值。通常使用的医学参考值范围有 90%、95%、99% 等，最常用的为 95%。

一些指标经过变量转换后能近似服从正态分布，如对数正态分布。

2. 医学参考值范围的计算方法　计算医学参考值范围的方法有多种，最常用的为正态分布法和百分位数法，见表 3-1。

表 3-1　医学参考值范围的正态分布法和百分位数计算公式

概率/%	正态分布法			百分位数法		
	双侧	单侧		双侧	单侧	
		下限	上限		下限	上限
90	$\overline{X}\pm1.64S$	$\overline{X}-1.28S$	$\overline{X}+1.28S$	$P_5\sim P_{95}$	P_{10}	P_{90}
95	$\overline{X}\pm1.96S$	$\overline{X}-1.64S$	$\overline{X}+1.64S$	$P_{2.5}\sim P_{97.5}$	P_5	P_{95}
99	$\overline{X}\pm2.58S$	$\overline{X}-2.33S$	$\overline{X}+2.33S$	$P_{0.5}\sim P_{99.5}$	P_1	P_{99}

（1）正态分布法：采用正态分布法前，一般要对资料进行正态性检验，且要求样本含量足够大（如 $n\geq100$）。

例 3-3　据调查某地 164 名健康女性心率值近似正态分布，得出样本心率 $\overline{X}=74.96$（次/min），$S=5.8$（次/min），试估计该地健康女性心率值 95% 参考值范围。

因健康人群心率近似服从正态分布，可用正态分布法计算。因心率过快或过慢均为异常，应该计算双侧 95% 医学参考值范围。

$$\overline{X}-1.96s=74.96-19.6\times5.8=63.59（次/min）$$

$$\bar{X}+1.96s=74.96+1.96\times5.8=86.33\,(\text{次/min})$$

故该地健康女性心率值的 95% 参考值范围为 63.59~86.33 次/min。

例 3-4　某地调查 110 名健康成年男性的第 1 秒用力呼气容积。$\bar{X}=4.2\,(\text{L})$，$S=0.7\,(\text{L})$。请据此估计该地成年男子第 1 秒用力呼气容积的 95% 参考值范围。

因为第 1 秒用力呼气容积过低，属于异常，故此参考值范围属于有下限的单侧参考值范围。又因指标近似正态分布，故可用正态分布法求其 95% 参考值范围。

$$\bar{X}-1.64S=4.2-1.64\times0.7=3.052\,(\text{L})$$

该地成年男子的第 1 秒用力呼气容积 95% 参考值范围不低于 3.052L。

注意：95% 医学参考值范围仅仅告诉我们 95% 某特定人群的某指标测定值在此范围内，并不能说明凡在此范围内都"正常"；也不能说明凡不在此范围内都"不正常"。因此医学参考值范围在临床上只能作为参考。

（2）百分位数法：偏态分布资料医学参考值范围的制订通常采用百分位数法，但由于参考值范围所涉及的常常是波动较大的两端数据，使用百分位数法必须要有较大的样本含量，否则结果不稳定。

例 3-5　测得某年某地 282 名正常人尿汞值（μg/L），见表 3-2。试制订该地正常人尿汞值的 95% 参考值范围。

表 3-2　某年某地 282 名正常人尿汞值测量结果

尿汞值 /(μg·L⁻¹)	频数 f	累计频数 Σf	累计频率/%
0~	45	45	16.0
8.0~	64	109	38.6
16.0~	96	205	72.7
24.0~	38	243	86.2
32.0~	20	263	93.3
40.0~	11	274	97.2
48.0~	5	279	98.9
56.0~	2	281	99.6
64.0~	1	282	100.0

鉴于正常人的尿汞值为偏态分布，且过高为异常，故用百分位数法计算上侧界值，即第 95 百分位数。计算公式为：

$$P_{95}=L_{95}+\frac{i_{95}}{f_{95}}(n\times95\%-\Sigma f)=40.0+\frac{8.0}{11}(282\times95\%-263)=43.6\,(\mu g/L)$$

该地正常人的尿汞值的 95% 医学参考值范围为小于 43.6μg/L。

二、质　量　控　制

在临床医学、预防医学等领域中,许多观察结果都会因个体差异或随机测量误差的存在而表现出数据的波动。这种波动一般具有某种规律性,服从正态分布。根据这一原理,可实现测量过程中的质量控制。

为了控制实验中的检测误差,根据正态分布曲线下面积规律,通常以 $\overline{X} \pm 2S$ 作为上、下警戒线值,以 $\overline{X} \pm 3S$ 作为上、下控制线值。须注意:这里的 $2S$ 和 $3S$ 是 $1.96S$ 与 $2.58S$ 的近似值。根据正态分布曲线下的面积规律,落在 $\overline{X} \pm 2S$ 区域内的概率为 95%,落在 $\overline{X} \pm 3S$ 区域内的概率为 99%,若观察值落在 $\overline{X} \pm 2S$ 范围以外特别是在 $\overline{X} \pm 3S$ 范围以外,则有理由认为其波动不仅仅是个体差异或随机测量误差引起的,可能存在某种非随机的系统误差,需引起注意。

三、统计处理方法的基础

正态分布是许多统计方法的理论基础。本教材后文将讲到的 t 检验、方差分析、相关与回归分析等多种统计方法均要求资料服从正态分布。对于非正态分布资料,实施统计处理的一个重要途径是先作变量的转换,使转换后的资料近似正态分布,然后按正态分布的方法作统计处理。

有些统计处理方法,如秩和检验,虽不要求资料服从正态分布,但这些方法中的有关统计量计算,当样本相当大时,许多分布渐近于正态分布,从而在大样本时这种非正态分布资料的统计推断方法同样是以正态分布为理论基础的,所以正态分布在统计学中占有重要的地位。

> **章末小结**
>
> 本章学习重点是正态分布的概念和特征,正态分布是横轴上方以均数处最高的单峰对称分布,以均数为中心,左右两侧对称的图形。任一正态分布变量均可进行标准化转换。医学参考值范围的制订方法有正态分布法和百分位数法两种常用方法。学习难点是医学参考值范围的制订,正态分布法适用于正态分布或近似正态分布,百分位数法适用于偏态分布或分布不明资料。学习过程注意多实践,提高运用知识解决实际问题的能力。

(唐亚丽)

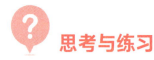
思考与练习

1. 某地区参加体检的 118 名 50~60 岁健康男性中血清低密度脂蛋白含量(mmol/L),见表 3-3,根据此资料制订该地区 50~60 岁健康男性的血清低密度脂蛋白含量的 95% 参考范围。

表 3-3　118 名 50~60 岁健康男性中血清低密度脂蛋白含量频数分布

组段/(mmol·L⁻¹)	频数	累计频数	累计频率/%
1.3~<1.6	2	2	1.69
1.6~<1.9	2	4	3.39
1.9~<2.2	5	9	7.63
2.2~<2.5	3	12	10.17
2.5~<2.8	3	15	12.71
2.8~<3.1	9	24	20.34
3.1~<3.4	12	36	30.51
3.4~<3.7	22	58	49.15
3.7~<4.0	23	81	68.64
4.0~<4.3	27	108	91.53
4.3~<4.6	8	116	98.31
≥4.6	2	118	100.00
合计	118	—	—

2. 假定某地正常成年女性红细胞计数近似服从均数为 $4.18×10^{12}$/L、标准差为 $0.29×10^{12}$/L 的正态分布,计算该地正常成年女性的红细胞计数 95% 参考值范围。

第四章 ｜ 计数资料的统计描述

04章 数字内容

学习目标

1. 具有初步统计学思维习惯,以及严谨求实的科研精神。
2. 掌握常用相对数指标的意义及计算;应用相对数时应注意的问题。
3. 熟悉医学常用相对数指标。
4. 了解率的标准化法的意义及基本思想。
5. 能根据计数资料的特征,使用相应的相对数进行描述。

在医学研究中,除了计量资料外,还有如治愈和未治愈、有效和无效、阳性和阴性等各种分类的计数资料,通常其不具有可比性。对这类资料的整理,我们一般先将研究对象按某种性质或者某些特征进行分类,再分别对每一类资料进行计数。计数资料特征常用相对数进行描述。

第一节 常用相对数

相对数(relative number)是两个有关联的指标的绝对数之比,也可能是两个有关联统计指标之比,通常用百分比、千分比或万分比等表示,是医学研究中最常用的统计指标之一。不同类型的相对数具有不同性质,常用相对数指标有率、构成比和相对比。

一、率

率(rate)表示在一定时期或范围内某现象发生数与可能发生该现象的总数之比,反映某现象出现的频率和强度,常以百分率(%)、千分率(‰)、万分率(1/万)、十万分率(1/10万)等来表示。计算公式为:

$$率 = \frac{某事物或某现象发生的实际数}{可能发生该事物或现象的总例数} \times 比例基数 \qquad 式4\text{-}1$$

总体率用 π 来表示,样本率用 p 来表示。式 4-1 中的"比例基数"通常根据习惯而定,通常使算得的率小数点前面能保留至少 1~2 位整数。

例 4-1　某年某地对重点人群进行人类免疫缺陷病毒(human immunodeficiency virus, HIV)检测 130 080 份,检出 HIV 抗体阳性 1 412 例。

$$HIV\ 阳性检出率 = \frac{1\ 412}{130\ 080} \times 100\% = 1.09\%$$

二、构　成　比

构成比(proportion)表示某事物各组成部分的观察单位与同一事物总观察单位之比,表示某事物内部各组成部分在整体中所占的比重或分布,常以百分数表示。计算公式为:

$$构成比 = \frac{该事物内部某一组成部分的观察单位数}{某事物内部的所有观察单位之和(例数之和)} \times 100\% \qquad 式4\text{-}2$$

例 4-2　某医生对甲、乙患者进行白细胞数量测定,白细胞分类计数如表 4-1 所示。

表 4-1　某医生对甲、乙患者分别进行白细胞分类计数

白细胞分类	甲患者		乙患者	
	白细胞计数（×10⁹/L）	构成比/%	白细胞计数（×10⁹/L）	构成比/%
中性粒细胞	102	66.23	102	66.67
淋巴细胞	40	25.97	38	24.84
单核细胞	8	5.19	10	6.54
嗜酸性粒细胞	2	1.30	2	1.31
嗜碱性粒细胞	2	1.30	1	0.65
合计	154	100.00	153	100.00

由表 4-1 可看出,构成比之和应为 100%,某一构成部分的增减会影响其他部分相应的减少或增加。

三、相　对　比

相对比(relative ratio)是两个有关联但又相互独立的指标之比,说明两指标间的对比

水平,通常以倍数或百分数/% 表示。计算公式为:

$$相对比=\frac{甲指标}{乙指标}$$ 式 4-3

例 4-3　我国 2020 年第七次人口普查结果显示,男性人口为 72 334 万人,女性人口为 68 844 万人。

$$男女性别比=\frac{72\ 334}{68\ 844}=1.051$$

即男性人口数是女性的 1.051 倍。

第二节　医学中常用的相对数指标

一、死亡统计指标

1. 死亡率(mortality rate)　死亡率又称为粗死亡率(crude death rate),表示某年某地每千人口中的死亡人数,反映当地居民总的死亡水平。计算公式为:

$$死亡率=\frac{某年某地死亡人口总数}{同年该地年平均人口数}×1\ 000‰$$ 式 4-4

实际工作中,常以计算平均人口数表示某一年的人口数量水平(同年平均人口数=$\frac{年初人口数+年末人口数}{2}$,即年初人口数与年末人口数的平均值)。对不同地区的死亡率进行比较时,应注意不同地区的人口年龄或性别构成是否存在差异,若存在需要先将死亡率进行标化后再进行比较。

2. 年龄别死亡率(age-adjusted death rate)　年龄别死亡率表示某年某地某年龄组每千人口的死亡数。计算公式为:

$$年龄别死亡率=\frac{某年某地某年龄组死亡人数}{同年该地同年龄别平均人口数}×1\ 000‰$$ 式 4-5

3. 死因别死亡率(cause-specific death rate)　死因别死亡率表示某年某地每 10 万人中因某种疾病死亡的人数,反映各类疾病死亡对居民生命的危害程度,是死因分析的重要指标。计算公式为:

$$某病死亡率=\frac{某年某地某病死亡人数}{同年该地平均人口数}×100\ 000/10 万$$ 式 4-6

4. 死因构成（proportion of dying of specific cause） 死因构成也称为相对死亡比，指死于某死因者占总死亡数的百分比，反映各种死因的相对重要性。计算公式为：

$$某种死因的构成比 = \frac{因某种死因死亡人数}{总死亡人数} \times 100\%$$ 式 4-7

二、疾病统计指标

1. 发病率（incidence rate） 发病率表示在一定时间内，一定范围人群中某病新发生的病例出现的频率，是反映疾病对人群健康影响和描述疾病分布状态的一项测量指标。计算公式为：

$$某病发病率 = \frac{某时期某病新病例数}{同期该人群暴露人口数} \times 比例基数$$ 式 4-8

同期暴露人口数常用观察期间内可能会发生该患者群的平均人口数，那些正在患病或不可能患该病的人（如已接种疫苗有效者）不计算入分母内。

2. 患病率（prevalence rate） 患病率也称为现患率，表示某一时点某人群中患某病新旧病例所占的比例，通常用来表示病程较长的慢性病的发生或流行情况。计算公式为：

$$某病患病率 = \frac{某地某时点某病患病例数}{该地同期平均人口数} \times 比例基数$$ 式 4-9

3. 病死率（fatality rate） 病死率表示某期间内，某病患者中因该病死亡的频率，表明该疾病的严重程度和医疗水平等，多用于急性传染病。计算公式为：

$$某病病死率 = \frac{某期间因某病死亡人数}{同期该病的患患者数} \times 100\%$$ 式 4-10

4. 治愈率（cure rate） 治愈率表示接受治疗的患者中治愈的频率。计算公式为：

$$治愈率 = \frac{治愈患者数}{接受治疗患者数} \times 100\%$$ 式 4-11

5. 感染率（infection rate） 感染率指在某时间内被检人群中某病原体现有感染者人数所占的比例。计算公式为：

$$感染率 = \frac{受检者中感染人数}{受检人数} \times 100\%$$ 式 4-12

第三节　应用相对数应注意的问题

1. 根据需要正确选择相对数　在相对数中,最容易混淆的是构成比与率,常见错误是把构成比代替率。构成比只能说明某事物内部各组成部分的比重和分布,率说明某现象发生的频率或强度。

2. 计算相对数时分母不宜过小　一般来说观察单位足够多时,计算出的相对数比较稳定,能正确反映实际情况。如某种新药治疗 4 例患者,全部治愈,其治愈率为 100%;若 2 例治愈,则治愈率为 50%,显然是不可靠的,不但不能正确反映事实真相,还会造成错觉,这时最好用绝对数表示,如"4 例全部治愈""4 例中治愈 2 例"。

3. 正确计算合计率　对观察单位数不等的几个率,不能直接相加求其平均率。例如,某年某校体检时,甲班 100 人,近视人数为 65 人,近视率为 65%;乙班 150 人,近视人数为 90 人,近视率为 60%。两个班的近视率为 $\frac{65+90}{100+150} \times 100\% = 62\%$。若算为 65%+60%=125% 或 $\frac{(65\%+60\%)}{2} \times 100\% = 62.5\%$,则是错的。

4. 注意资料的可比性　在比较相对数时,除了要比较的处理因素外,其余的重要影响因素应尽量相同或相近。通常应注意:①观察对象同质,研究方法相同,观察时间相等,以及地区、民族、年龄等客观条件一致。②观察其他影响因素在各组的内部构成是否相同。例如,两组间年龄等构成不同,可分别比较各年龄别的率或者对总率进行标准化后再比较。

5. 样本率(或构成比)的比较　比较应遵循随机抽样,要做假设检验　由于样本率、构成比存在抽样误差,不能单凭数字表面相差的大小而下结论,进行比较时必须进行假设检验。

第四节　率的标准化法

在比较两个不同人群的患病率、发病率、死亡率等资料时,有的因素可能对总体率有影响,此时该因素就成为混杂因素,只有消除其影响,才能正确描述总率。如果存在有混杂因素时,可应用标准化法加以校正,这种经标准化校正后的率,称为标准化率(standardized rate),简称为标化率。率的标准化法,就是在一个指定的标准构成条件下进行率的对比的方法。

例 4-4　某年甲、乙两医院对某病治愈率比较的资料如表 4-2 所示。

表 4-2　某年甲、乙两医院对某病治愈率的比较

病情程度	甲医院			乙医院		
	患者数	治愈数	治愈率/%	患者数	治愈数	治愈率/%
普通型	60	42	70.0	20	16	80.0
重型	20	10	50.0	60	33	55.0
爆发型	20	5	25.0	20	6	30.0
合计	100	57	57.0	100	55	55.0

从表 4-2 可见,甲、乙两医院无论哪一病型,均以乙医院治愈率高,而其总治愈率却低于甲医院。这种偏差源于两所医院患者的病型构成比不同。甲医院普通型多,乙医院重型多,甲医院的总治愈人数因病情较轻而增多,结果是不合理的。可以看出,病情程度成为混杂因素,两院总治愈率不可直接比较。

为了正确比较两院治愈率的大小,统计学上常用标准化法来消除内部构成的影响,即将两院的患者病型构成按照统一的标准进行校正,计算出校正后的标准化治愈率后再进行比较。常用的标准化法包括直接标准化法和间接标准化法。本节仅介绍常用的直接标准化法。

1. 标准构成的选取　标准化法计算的关键是选择统一的标准构成。选取标准构成的方法常用以下三种:

(1) 标准组选取有代表性的、较稳定的、数量较大的人群。如全国、全省(自治区、直辖市)、本地区的数据作为标准构成。

(2) 从比较各组资料中任选一组作为标准构成。

(3) 比较的各组资料例数合计作为标准构成。

2. 标准化直接法的计算公式

$$p' = \frac{\sum N_i p_i}{N}$$

式 4-13

式 4-13 中,N_i 为标准年龄别人口数,p_i 为实际年龄别死亡率,N 为标准人口总数。

对表 4-2 资料,计算甲、乙两个医院的标准化率。

用甲医院的人数作为标准构成,根据两医院各层的治愈率,计算两医院各层预期治愈率,最后得到两组标准化后的预期治愈数,其计算结果如表 4-3 所示。

表4-3　用直接法计算标准治愈率/%

病型 (1)	标准化治疗 人数(N_i)(2)	甲医院		乙医院	
		原治愈率/% (3)	预期治愈数 (4)=(2)×(3)	原治愈率/% (3)	预期治愈数 (4)=(2)×(3)
普通型	60	70.0	42	80.0	48
重型	20	50.0	10	55.0	11
爆发型	20	25.0	5	30.0	6
合计	100	—	52	—	65

甲医院标准化治愈率：

$$p' = \frac{\sum N_i p_i}{N} = \frac{52}{100} \times 100\% = 52.0\%$$

乙医院标准化治愈率：

$$p' = \frac{\sum N_i p_i}{N} = \frac{65}{100} \times 100\% = 65.0\%$$

由此可见，经标准化后，乙医院治愈率高于甲医院，与分组比较的治愈率结论一致，校正了标准化前甲医院治愈率高于乙医院的不妥结论。

注意：标准化率只能代表相互比较各组间的相对水平，不能反映实际情况；选用的标准不同，得到的标准化率可能不同。

章末小结　　本章学习重点是常用相对数指标的意义及计算；医学常用相对数指标；应用相对数应注意的问题。学习难点是选择适合的相对数进行计算。常用的相对数指标有率、构成比和相对比，在学习过程中应注意各相对数之间的区别，根据定性数据特征，能使用相应的相对数进行描述。

（马素媛）

思考与练习

1. 某单位在"职工健康状况报告中"写道"在 400 名职工中，原发性高血压患者有 100 人，其中女性 40 人，占 40%；男性 60 人，占 60%。所以男性比女性更容易患原发性高血压"。这是否正确？为什么？

2. 表 4-4 为某抽样研究资料，试填补空白数据。

表 4-4　某抽样研究资料

年龄/岁	人口数	患者数	新发病例数	死亡总数	其中因该病死亡数	患病率/‰	发病率/‰	死亡率/‰	病死率/%
0~<20	88 620	496	162	141	5				
20~<40	46 842	463	186	65	13				
40~<60	26 854	297	148	163	40				
≥60	9 227	116	52	328	31				
合计	171 543	1 372	548	697	89				

第五章 统计表与统计图

学习目标

1. 具有能把统计资料的冗长文字叙述用统计表、统计图简明直观表现出来的意识。
2. 掌握统计表的结构、评价和修改。
3. 熟悉统计表、统计图制作原则;常用统计图的选择及制作。
4. 了解统计表的种类。
5. 学会正确选择和制作合适的统计表、统计图,运用 SPSS 软件制作统计图。

统计表和统计图是统计描述的重要工具。统计图表可以代替冗长的文字叙述,便于计算、分析和比较,能清晰地表达事物间的联系和区别,使资料系统化、简明直观,便于分析和比较。

第一节 统 计 表

统计表(statistical table)是将统计分析数据和统计指标用特定表格的形式进行表达,使事物间的数理关系更简洁、清晰、直观,便于计算、对比和理解。

一、统计表制作原则

1. 重点突出,简单明了　一张表一般只表达一个中心内容和一个主题。
2. 主谓分明,层次清楚　一般来说,主语放在表的左侧作横标目,谓语放在右侧作纵标目,横标目与纵标目交叉的格子放置数据,从左向右读,每一行便形成一个完整的句子。
3. 数据表达规范,文字和线条尽量从简。

二、统计表的结构

统计表一般由标题、标目(包括横标目、纵标目)、线条和数字等组成,必要时可加备注。其基本格式见表5-1。

表5-1　标题(时间、地点和研究内容)

横标目的总标目	纵标目	合计
横标目	数据资料	
合计		

1. 标题　标题是统计表的总名称,放在表的上方中间位置,简明扼要地说明表的主要内容,包括时间、地点和研究内容。若有多张表格,标题前应加标号,如"表1-1"。如果表中所有数据指标度量衡单位一致,可将其放在标题后,放于括号内。

2. 标目　标目是表格内的项目。要求文字简单,有单位时需要注明单位,分为横标目和纵标目。

(1) 横标目:横标目通常置于表的左侧,说明表格中各横行数字的涵义,表示说明的事物。

(2) 纵标目:纵标目位于表头右侧,说明表格中各纵栏数字的涵义,表示被说明的事物。

根据实际需要,在横标目和纵标目上可设置总标目,总标目是对横标目和纵标目内容的概括。标目要尽可能简单明了,指标的单位要标示清楚,统计学符号使用符合规定。

3. 线条　统计表一般采用"三线表"的格式,除上面的顶线、下面的底线,中间一条隔开纵标目与数字的横线外,其余线条均可省去。若含合计,可用横线将合计分隔开;某些标目或数据需要分层表示,可用短横线分隔。不宜使用斜线和竖线,标目间应有明显间隔。

4. 数字　表内数字一律用阿拉伯数字表示,同一指标的小数位数应一致,位数上下对齐。表内不留空格,若数字是"0",则填写"0";无数字用"—"表示;数字未记录或缺失用"…"表示,以备注形式进行说明。

5. 备注　表中数字区一般不插入文字说明,如需说明时应在相应位置用"*"号标出,在表下方以备注的形式说明。

三、统计表的种类

根据被说明事物标志的分组层次的情况,统计表可分为简单表和复合表。

1. 简单表   只按一种标志进行分组的统计表称为简单表。简单表标目只有一个层次,主语按一个标志排列,一般用作横标目,而纵标目为统计指标,见表5-2。

表5-2   某年某地从业人员男、女乙型肝炎表面抗原阳性率

性别	调查数	阳性数	阳性率/%
男	5 468	193	3.53
女	5 868	109	1.86
合计	11 336	302	2.66

2. 复合表   按两种或两种以上标志进行分组的统计表称为复合表。复合表标目有两个或两个以上层次,即主语按多个标志排列,一般把其中主要的或分项较多的一个作为横标目,而其余的则安排在纵标目与总标目上,见表5-3。

表5-3   某年某地从业人员不同年龄、性别者乙型肝炎表面抗原阳性率

年龄组/岁	男			女		
	调查数	阳性数	阳性率/%	调查数	阳性数	阳性率/%
20~<30	1 762	56	3.18	1 742	30	1.72
30~<40	1 543	53	3.43	1 625	29	1.78
40~<50	1 247	44	3.53	1 444	28	1.94
>50	1 096	40	3.65	1 057	22	2.08
合计	5 648	193	3.42	5 868	109	1.86

四、统计表的评价和修改

在实际工作中,有的统计表不符合制表原则和要求。在检查统计表的制作是否合理,主要应注意以下问题:①标题是否简明扼要地说明表的内容;②标目设计是否恰当,排列是否符合逻辑;③线条是否符合要求;④数字是否准确,按照要求进行填写;⑤重点是否突出,是否简单明了、层次清楚等。

对于不符合制表原则的统计表,修改方法一般是大表改为小表,复杂表改成简单表,多中心表改为单中心表,标目层次与位置的调整、合并、删除等方法,使之达到要求。

例 5-1 某地 2021 年对女性人乳头瘤病毒(human papilloma virus,HPV)感染情况做调查,感染情况见表 5-4,指出其缺点并加以改进。

表 5-4 HPV 感染分布情况

例数 ＼ 年龄	<30	30~	40~	>50
筛查例数	564	862	963	762
阳性例数	152	236	284	263
阳性构成比/%	16.26	25.24	30.37	28.13
检出率/%	26.95	27.38	29.49	34.51

该表存在的问题:①标题过于简略,未明确内容。②标目设计不合理,主谓不分。③线条过多,左上角有斜线。④数字未对应,不便于比较。可进行如下修改,见表 5-5。

表 5-5 2021 年某地女性 HPV 感染不同年龄分布情况

年龄组/岁	筛查数	阳性数	阳性率/%	阳性构成比/%
<30	564	152	26.95	16.26
30~<40	862	236	27.38	25.24
40~<50	963	284	29.49	30.37
>50	762	263	34.51	28.13
合计	3 151	935	29.67	100.00

第二节 统 计 图

统计图(statistical chart)是利用点的位置、直条的长短、曲线的变化和面积的大小等各种几何图形,以表示各种数量间的关系及其变动情况用图示的形式表达,使数据对比更加生动形象,更便于比较和理解。

统计图的种类很多,医学统计学中常用的有直条图、直方图、线图、箱式图、散点图、圆形图、百分直条图和统计地图等。

一、统计图的制作

（一）统计图的制作原则

1. 必须根据资料的性质和分析目的正确选用适当的统计图。

2. 一个图通常只表达一个中心内容和一个主题，即一个统计指标。

3. 制作图形应注意准确、美观，给人以清晰的印象。

（二）统计图的基本结构

统计图通常由标题、图域、标目、图例和刻度5个部分组成。

1. 标题　标题与统计表相似，简明扼要地说明资料的时间、地点和主要内容，一般位于图的下方中央位置，左侧加图号。

2. 标目　标目分为横标目和纵标目，表示横轴和纵轴数字刻度的意义，一般有度量衡单位。

3. 刻度　刻度即横轴与纵轴上的坐标。排列方法与直角坐标系的排法一致，刻度数值按从小到大的顺序，横轴由左向右，纵轴由下向上，一律用等距表明。制图时按照统计指标数值的大小，适当选择坐标原点和刻度的间隔。直条图和直方图纵坐标从 0 开始，标明 0 点。纵横轴的比例一般以 5∶7 或 7∶5 为宜。

4. 图域　图域即制图空间，是整个统计图的视觉中心。除圆图外，一般用直角坐标系第一象限的位置表示图域，或者用长方形的框架表示。不同事物用不同线条（实线、虚线、点线）或颜色表示。图域的长宽比例习惯上为 5∶7。

5. 图例　在对比关系较为复杂的统计图中，对图中不同颜色或图案代表的指标注释可以设置图例。图例通常放在横标目与标题之间，如果图域部分有较大空间，也可以放在图域中。

二、常用统计图

（一）统计图的选择

1. 资料是相互独立的统计指标，目的是用直条长短比较统计指标值的大小，宜选用直条图。

2. 资料是连续变量的频数分布资料，目的是用直条矩形面积表达各组段的频数或频率分布情况，宜选用直方图。

3. 资料是连续性的，目的是用线段的升降来表示事物的动态变化趋势。宜选用普通线图。

4. 资料是连续的，目的是用于比较两组或多组资料的集中趋势和离散趋势，宜选用箱式图。

5. 资料是双变量连续性资料,目的是用点的密集程度和变化趋势表示两变量的相互关系,宜选用散点图。

6. 资料是事物内部用于描述构成比的资料,目的是用面积大小表达各部分所占的比重大小,宜选用圆图或百分条图。

(二)医学常用统计图制作法

1. 描述计量资料的统计图

(1) 直方图(histogram):直方图是用矩形面积来表示某个连续型变量的频数(频率)分布。直条矩形面积代表各组频数,各矩形面积总和代表频数的总和。如根据表 5-6 绘成的图 5-1。

表 5-6　某年某地 100 名正常男子红细胞计数的频数分布表

红细胞计数($\times 10^{12}$/L)	频数	红细胞计数($\times 10^{12}$/L)	频数
3.80~<4.00	2	5.00~<5.20	15
4.00~<4.20	4	5.20~<5.40	11
4.20~<4.40	6	5.40~<5.60	10
4.40~<4.60	9	5.60~<5.80	3
4.60~<4.80	14	5.80~6.00	2
4.80~<5.00	24	合计	100

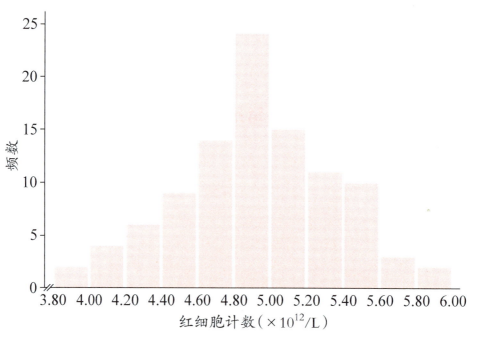

图 5-1　某年某地 100 名正常男子红细胞计数的直方图

制作时注意事项：

1）以横轴表示连续变量，纵轴表示频数。纵轴的刻度必须从"0"开始，横轴的刻度按实际范围制订。

2）各矩形之间不留空隙，使直方图成为密闭的图形。

3）各矩形的高度为频数或频率，宽度为组距。当组距相等时，可直接按纵轴尺度绘出相应的矩形面积；如果各组段的组距不同时，需要调整各矩形的高：矩形高度=组段频数/组距。

（2）线图（line chart）：线图是通过线段的上升或下降来表示变量连续变化的情况。线图分为普通线图（习惯简称为线图）和半对数线图两种。

1）普通线图：普通线图用线段的升降来表示统计指标的变化趋势，适用于连续变量资料。如某事物在时间上的发展变化，或某现象随另一现象变化的趋势，如根据表 5-7 绘成的图 5-2。

表 5-7　某地 1949—1958 年白喉、伤寒和副伤寒的死亡率

年份	白喉		伤寒、副伤寒	
	死亡率/(1/10 万)	对数值	死亡率/(1/10 万)	对数值
1949	3.30	0.518 5	1.10	0.041 4
1950	5.90	0.770 9	0.90	−0.045 8
1951	8.40	0.924 3	1.90	0.278 8
1952	3.90	0.591 1	1.00	0.000 0
1953	2.50	0.397 9	0.70	−0.154 9
1954	1.50	0.176 1	0.60	−0.221 8
1955	3.30	0.518 5	0.60	−0.221 8
1956	1.10	0.041 4	0.20	−0.699 0
1957	1.00	0.000 0	0.30	−0.522 9
1958	0.60	−0.221 8	0.05	−1.301 0

制作时注意事项：①通常横轴代表分组标志（如时间、年龄等），纵轴代表统计指标。②横轴和纵轴的刻度都可以不从"0"开始。③用短线依次将相邻各点连接即得线图，不应将折线描成光滑曲线。④在绘图时，一定要注意纵横比例，由于比例不同，给人的印象也不同。⑤图中只有一条线的称为单式线图。若有两条及以上的线条称为复式线图。复式线图应绘图例，说明不同线条所代表的事物。同一图内线条不宜过多。

2）半对数线图（semi-logarithmic line chart）：半对数线图制作时横轴采用算术尺度（同普通线图），纵轴用对数尺度，因此称为半对数线图，用于比较两种或多种事物的相对变化

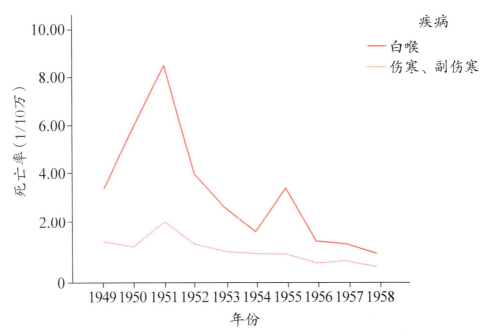

图 5-2　某地 1949—1958 年白喉、伤寒和副伤寒死亡率线图

速度。当事物数量间相差较大时,普通线图不易正确表达或相互比较,如果用半对数线图表示,能确切地反映出指标数量的相对关系,如根据表 5-7 制作的图 5-3。

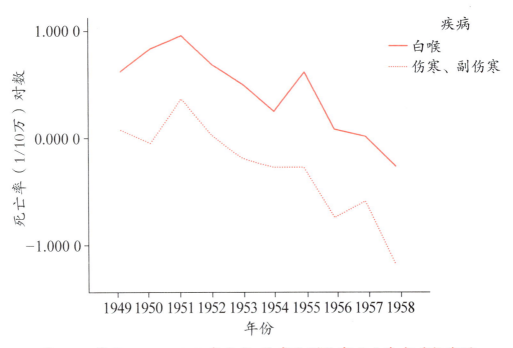

图 5-3　某地 1949—1958 年白喉、伤寒和副伤寒死亡率半对数线图

(3) 箱式图(box plot):箱式图用于比较两组或多组资料的平均指标和变异指标,描述其分布特征。主要适用于描述偏态分布的资料。以箱子上端为 P_{75},下端为 P_{25},中间以横线表示 P_{50},最大值、最小值为"箱子"上下两个柄。箱体越长表示数据离散程度越大。中间横线若在箱子中心位置,表示数据分布对称,中间横线偏离箱子正中越远,表示数据

分布越偏离中位数。箱式图的纵轴起点不一定从"0"开始。

根据表5-8制作成的图5-4可以看出，大白鼠肝肿瘤中递甲氨酶的活度明显高于正常肝中的活度，而且数据的变异性很大，并有1个离群值。

表5-8　大白鼠正常肝和肝肿瘤中递甲氨酶的活度

分类	递甲氨酶的活度									
正常肝	19	30	43	70	64	91	35	68	15	6
肝肿瘤	227	339	130	592	405	104	211	346	133	814

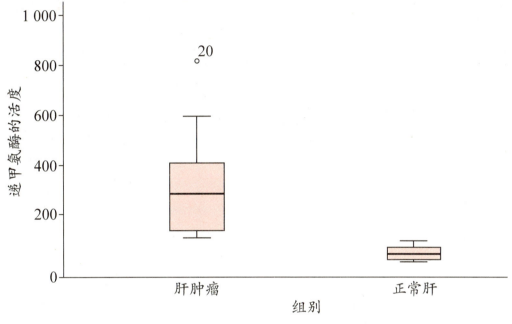

图5-4　大白鼠正常肝和肝肿瘤中递甲氨酶的活度

(4) 散点图(scatter plot)：散点图用点的密集程度和变化趋势表示两指标之间的直线或曲线关系，如根据表5-9制作的图5-5。

表5-9　2021年某卫生学校一年级男生胸围与肺活量的关系

胸围/cm	肺活量/ml	胸围/cm	肺活量/ml
89	2 784	62	3 596
81	2 460	60	3 085
81	2 475	80	3 267
93	3 604	69	3 257
92	4 277	60	3 482
113	4 642	62	3 678

胸围/cm	肺活量/ml	胸围/cm	肺活量/ml
96	4 155	64	3 399
94	3 744	61	3 688
75	2 146	95	4 512
86	3 446	82	3 265

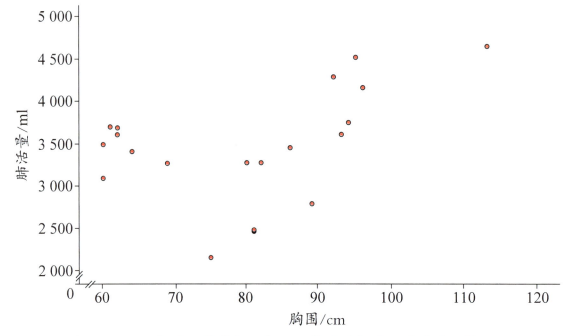

图 5-5　2021 年某卫生学校一年级男生胸围与肺活量关系的散点图

结果显示,随着胸围的增加,肺活量也相应增加。

制作时注意事项:

1)横轴和纵轴各代表一个变量,一般横轴代表自变量,纵轴代表因变量。

2)横轴和纵轴的起点不一定从"0"开始。

3)每组观察值有两个数值,一个是自变量,一个是因变量,二者在图中由一点表示。

2. 描述计数资料的统计图

(1)直条图(bar chart):直条图用等宽直条的长短来表示彼此独立的统计指标数值大小和它们之间的对比关系,适用于无连续关系,各自独立的统计指标。指标既可以是相对数,也可以是绝对数,按分组标志的多少可以分为单式条图和复式条图两种。

制作时注意事项:①一般以横轴为基线,表示各个类别;纵轴表示其数值。②纵轴尺度必须从"0"开始,中间不易折断。③各直条间宽度相等。间隙宽度也应相等,一般与直条的宽度相同或为直条宽度的一半。④直条的排列应按习惯或长短排列,以便于比较。⑤复式直条图以组为单位。一个组包括两个或两个以上直条,同一组内的直条间不留间隙,直条所表示的类别应用图例说明。

1) 单式条图:单式条图具有一个统计指标,一个分组标志。如根据表 5-10 中的 2021 年某卫生学校 4 个检验班级男生近视率的数据制作成的图 5-6,直观地显示检验 4 班男生近视率最高。

表 5-10　2021 年某卫生学校 4 个检验班级男、女生近视率

班级	男/%	女/%
检验 1 班	69.23	72.22
检验 2 班	57.14	52.00
检验 3 班	45.83	66.67
检验 4 班	72.00	93.75

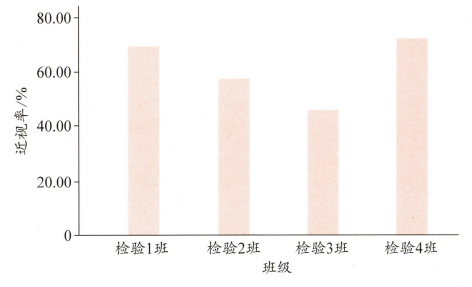

图 5-6　2021 年某卫生学校 4 个检验班级男生近视率

2) 复式条图:复式条图具有一个统计指标,两个分组标志。如根据表 5-10 制作的图 5-7,将男、女生的发病情况放在一起,便于比较男、女生之间的差异。

(2) 构成图(constituent ratio chart):构成图常用于描述构成比资料。构成图可分为圆图和百分直条图两种。

1) 圆图(pie chart):圆图是以整个圆的面积来表示事物的全部,以圆内各扇形面积来表示各部分构成比的图形,如用表 5-11 制作成图 5-8。

制作时注意事项:①以圆形的 360°角为 100%,圆心角为 3.6°的扇形面积表示 1%,将各部分的构成比/% 乘以 3.6°,即得各组成部分应占的圆心角度数。②再以某刻度(一般以 12 点的位置)为起点,顺时针方向按圆心角度数大小或自然顺序排列各扇形。③各构成部分可以用不同的颜色或花纹区别,也可以简要注明文字和百分比,并绘出图例。图例顺序应与各构成部分的排列顺序一致。

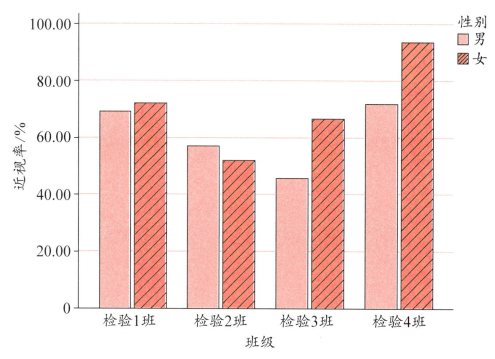

图 5-7　2021 年某卫生学校 4 个检验班级男、女生近视率/%

表 5-11　2021 年某地女性不同年龄 HPV 感染构成情况

年龄组/岁	筛查数	阳性数	阳性构成比/%
<30	564	152	16.26
30~	862	236	25.24
40~	963	284	30.37
50~	762	263	28.13
合计	3 151	935	100.00

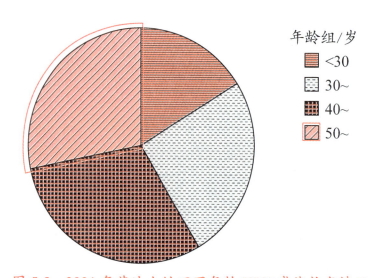

图 5-8　2021 年某地女性不同年龄 HPV 感染构成情况

2）百分条图（percentage bar chart）：百分条图用矩形直条的总长度表示 100%，而用其中分割的各段表示各构成部分的百分比，如根据表 5-11 制作的图 5-9。

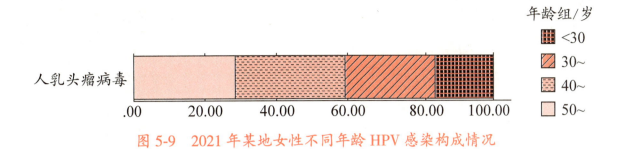

图 5-9　2021 年某地女性不同年龄 HPV 感染构成情况

制作时注意事项：①用横轴表示累计百分比，纵轴表示分组因素，制作一条等宽的水平直条，其长度为 100%。②根据各部分所占百分比，按其大小或资料的自然顺序把直条分成若干段，然后在直条的各分段上标出百分比，绘出图例，各条内部的百分构成排列顺序和图例一致。③同一指标分层相互比较时，在同一标尺上可制作多个直条，以利于比较。

> **章末小结**
>
> 　　本章学习重点是统计表、统计图的制作。学习难点是选择合适的统计图。在学习过程中应注意统计表和统计图的制作要求，规范的统计表为三线表，在结构上包括标题、标目（包括横标目、纵标目）、线条和数字等组成，必要时可加备注；统计图通常由标题、标目、刻度、图例和图域 5 个部分组成。根据资料的性质和分析目的，并考虑表达的效果选择适当的统计图形。

（马素媛）

 思考与练习

　　1. 2020 年某医院检验科用干化学分析法和沉渣分析法对 500 份尿液样本的红细胞、白细胞的检测结果见表 5-12。此表有何问题或缺点？请改进。

表 5-12　红细胞、白细胞的检测结果

血细胞检测结果 ＼ 检测方法	干化学分析仪	尿沉渣分析法
红细胞检测阳性	130	149
红细胞检测阴性	370	351
白细胞检测阳性	133	131
白细胞检测阴性	367	369

2. 试根据表 5-13 的资料,制作统计图。

表 5-13　某年某单位 100 名正常成年女子的血清甘油三酯测量结果

血清甘油三酯/(mmol·L^{-1})	频数
0.60~<0.70	1
0.70~<0.80	4
0.80~<0.90	8
0.90~<1.00	10
1.00~<1.10	16
1.10~<1.20	23
1.20~<1.30	15
1.30~<1.40	11
1.40~<1.50	8
1.50~<1.60	3
1.60~1.70	1
合计	100

第六章 | 参数估计与假设检验

06章 数字内容

医学研究的目的是研究总体,但在实际工作中由于种种原因,往往难以得到总体参数,通常是随机抽取总体中的一部分观察单位构成样本,用样本信息推断总体特征,此过程称为统计推断,它包括了参数估计和假设检验两个方面。

第一节 参 数 估 计

一、抽 样 误 差

(一)样本均数的抽样误差

由于总体内各观察单位存在个体差异,因此通过随机抽样得到的样本在推断总体时会存在一定的误差。这种由随机抽样造成的样本均数与总体均数之间或样本均数与样本均数之间的差异称为均数的抽样误差。

(二)样本均数的标准误

例如,在一个总体均数为 μ,总体标准差为 σ 的总体中,随机抽取 5 个样本量为 n 的样本,计算其样本均数 $\overline{X}_1$、$\overline{X}_2$、$\overline{X}_3$、$\overline{X}_4$、$\overline{X}_5$,则每一个样本均数 $\overline{X}$ 不一定与 μ 相等,且这些样本的均数 $\overline{X}_1$、$\overline{X}_2$、$\overline{X}_3$、$\overline{X}_4$、$\overline{X}_5$ 之间也不一定相等,即样本均数之间存在抽样误差,这个误差

可以用样本均数的标准差来描述。

统计学中为了区别个体观察值之间变异的标准差与反映样本均数之间变异的标准差,将样本均数的标准差称为均数的标准误,用符号 $\sigma_{\bar{X}}$ 来表示。计算公式为:

$$\sigma_{\bar{X}} = \frac{\sigma}{\sqrt{n}}$$

式 6-1

实际中,总体标准差 σ 往往未知,可在总体中任抽一个样本,计算样本的标准差 S,用 S 估计 σ,则标准误可用 $S_{\bar{X}}$ 表示,按式 6-2 计算。一般来说,当 n 越大时,$S_{\bar{X}}$ 与 $\sigma_{\bar{X}}$ 越近似,一般当 n 超过 100 时,$S_{\bar{X}}$ 与 $\sigma_{\bar{X}}$ 就很近似,当 n 趋于 ∞ 时,$S_{\bar{X}} = \sigma_{\bar{X}}$。

$$S_{\bar{X}} = \frac{S}{\sqrt{n}}$$

式 6-2

均数的标准误是表示样本均数抽样误差大小的指标。标准误小,表示样本均数的离散程度小,样本均数估计总体均数的可靠性好;标准误大,表示样本均数的离散程度大,样本均数估计总体均数的可靠性差。均数的标准误与样本含量的平方根成反比,说明在同一总体中随机抽样,样本含量 n 越大,抽样误差越小。

例 6-1　在某地随机抽查成年男子 140 人,得红细胞均数 4.77×10^{12}/L,标准差 0.38×10^{12}/L。试计算其标准误。

按式 6-2 计算,得:

$$S_{\bar{X}} = \frac{S}{\sqrt{n}} = \frac{0.38}{\sqrt{140}} = 0.032 \, (\times 10^{12}/\text{L})$$

(三)样本率的抽样误差

将计数资料简化为最简单的方式,即二项分类资料进行分析,分为 A 类和非 A 类。该资料总体个数为 N,A 类个体数为 M,非 A 类个体数为 $N-M$。A 类的总体率或总体构成比,用 π 表示,即 $\pi = M/N$。

从上述总体率为 π 的二项分布资料中随机抽取样本含量为 n 的样本,抽 A 类的个体数为 X(非 A 类的个体数为 $n-X$),算出的样本率 $p = X/n$,在一般情况下,样本率 p 与总体率 π 很难恰好相同,这种由于抽样而出现的样本率与总体率的差异,称为"样本率的抽样误差"。

(四)样本率的标准误

同样地,样本率的标准差称为率的标准误,可用来描述样本率抽样误差大小,用 σ_p 表示。计算公式为:

$$\sigma_p = \sqrt{\frac{\pi(1-\pi)}{n}}$$

式 6-3

由于是抽样研究,总体率 π 往往是未知的,因此我们常用样本率 p 来近似代替总体率,即为样本率的标准误。计算公式为:

$$S_p = \sqrt{\frac{p(1-p)}{n}}$$ 式 6-4

(五) t 分布

1. t 分布的概念　在一个正态分布的总体中,随机抽取含量为 n 的若干个样本,其样本的均数 $\overline{X}$ 的分布也呈正态分布,通过标准正态变换 $z = \frac{(\overline{X} - \mu)}{\sigma_{\overline{X}}}$,可转换成 z 分布。但若用 S 代替 σ , $S_{\overline{X}}$ 代替 $\sigma_{\overline{X}}$,则:

$$t = \frac{\overline{X} - \mu}{S_{\overline{X}}} = \frac{\overline{X} - \mu}{S / \sqrt{n}}$$ 式 6-5

此时,式 6-5 中的统计量 t 不再服从标准正态分布 $N(0,1)$,而是服从自由度 $\nu = n - 1$ 的 t 分布。每个自由度都对应一条分布曲线,见图 6-1。t 分布应用十分广泛,它是总体均数的区间估计和假设检验的理论基础。

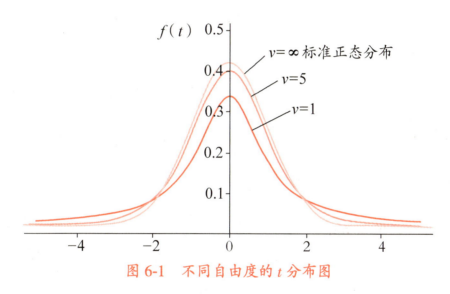

图 6-1　不同自由度的 t 分布图

2. t 分布曲线的特征　与标准正态分布相比, t 分布有如下特征:

(1) 以 0 为中心,左右对称的单峰分布。

(2) t 分布曲线是一簇曲线,其形态与自由度 ν 有关。自由度 ν 越小, t 值越分散,曲线越低平。

(3) 随着自由度 ν 逐渐增大, t 分布逐渐逼近标准正态分布;当 ν 趋于 ∞ 时, t 分布就完全成为标准正态分布。

当自由度为 ν 的 t 分布曲线下双侧尾部合计面积为指定值 α 时,横轴上相应的 t 界值记为 $t_{\alpha/2, \nu}$;单侧尾部面积为指定值 α 时,则横轴上相应的 t 界值记为 $t_{\alpha, \nu}$ 。如当 $\nu = 10$,双侧 $\alpha = 0.05$ 时,记为 $t_{0.05/2, 10}$;当 $\nu = 20$,单侧 $\alpha = 0.01$ 时,记为 $t_{0.01, 20}$ 。

为便于使用,统计学家编制了 t 分布界值表(附表 2)。t 分布界值表中,横坐标为自由度 ν ,纵坐标为概率 P ,表中的数字表示当 ν 和 P 确定时,所对应的 t 临界值。t 分布界值表中只列出正值,故在查表时,不管 t 值正负,只用绝对值。

例如,样本含量为 5,则 $\nu=n-1=4$,查 t 界值表,$t_{0.05/2,4}=2.776$,$t_{0.05,4}=2.132$。

二、点 估 计

实际中,总体的指标(参数)往往是未知的,而医学工作中又常常需要了解总体指标(参数),统计学家研究出两种统计推断方法,即点估计和区间估计。这种用样本指标(统计量)估计总体指标(参数)的方法,称为参数估计。

参数的点估计是选用一个适当的样本统计量作为参数的估计量,并计算出估计值。即直接用随机样本的样本均数 $\overline{X}$ 作为总体均数 μ 的点估计值,用样本率 p 作为总体率 π 的点估计值。该法表达简单,但未考虑抽样误差的影响,无法评价参数估计的准确程度。

三、区 间 估 计

(一)区间估计的概念

区间估计是按一定概率 $(1-\alpha)$ 估计出一个区间,使它能够包含未知的总体参数。事先给定的概率 $(1-\alpha)$ 称为可信度(通常取 0.95 或 0.99),计算得到的区间称为可信区间或置信区间。一般情况下双侧 95% 可信区间较为常用。

如总体均数估计的 95% 可信区间的含义:总体均数 μ 被包含在该区间内,以及被包含在该区间的概率是 95%。

(二)总体均数的区间估计

总体均数的“区间估计”是用样本均数和均数的标准误估计总体均数的可信区间。

由 $t=\dfrac{\overline{X}-\mu}{S_{\overline{X}}}$ 得,双侧 95% 的 t 值落入:

$$-t_{0.05/2,\nu}<\frac{\overline{X}-\mu}{S_{\overline{X}}}<t_{0.05/2,\nu}$$

$$\overline{X}-t_{0.05/2,\nu}S_{\overline{X}}<\mu<\overline{X}+t_{0.05/2,\nu}S_{\overline{X}}$$

改写为:

$$(\overline{X}-t_{0.05/2,\nu}S_{\overline{X}},\overline{X}+t_{0.05/2,\nu}S_{\overline{X}})\qquad\text{式 6-6}$$

表示理论上每抽样 100 次,样本均数有 95 次落在这个范围之内。其 95% 可信区间两端的值,称为总体均数的 95% 可信区间的下限和上限。

双侧 99% 的 t 值落入:

$$-t_{0.01/2,\nu} < \frac{\overline{X}-\mu}{S_{\overline{X}}} < t_{0.01/2,\nu}$$

$$\overline{X}-t_{0.01/2,\nu}S_{\overline{X}} < \mu < \overline{X}+t_{0.01/2,\nu}S_{\overline{X}}$$

改写为：

$$(\overline{X}-t_{0.01/2,\nu}S_{\overline{X}}, \overline{X}+t_{0.01/2,\nu}S_{\overline{X}}) \qquad \text{式 6-7}$$

表示理论上每抽样 100 次，样本均数有 99 次落在这个范围之内。其 99% 可信区间两端的值，称为总体均数的 99% 可信区间的下限和上限。

当样本含量 $n>50$ 时，两式中的 $t_{0.05/2,\nu}$ 和 $t_{0.01/2,\nu}$ 可用近似值 1.96 和 2.58 代替。

例 6-2　某医生测得 25 名动脉粥样硬化患者血浆纤维蛋白原含量的均数为 3.32（g/L），标准差为 0.57（g/L）。试计算该种患者血浆纤维蛋白原含量总体均数的 95% 可信区间。

本例为小样本资料，按式 6-2 求血浆纤维蛋白原含量的标准误。

$$S_{\overline{X}}=\frac{S}{\sqrt{n}}=\frac{0.57}{\sqrt{25}}=0.11（\text{g/L}）$$

本例 $n=25$，$\nu=25-1=24$，查 t 分布界值表（附表 2）的双侧：

$$t_{0.05/2,24}=2.064$$

按式 6-6 计算，95% 血浆纤维蛋白原含量的可信区间为：

$$(\overline{X}-t_{0.05,24}S_{\overline{X}}, \overline{X}+t_{0.05,24}S_{\overline{X}})=(3.32-2.064\times0.11, 3.32+2.064\times0.11)=(3.08,3.56)（\text{g/L}）$$

根据该资料计算得，动脉粥样硬化患者血浆纤维蛋白原含量总体均数的 95% 可信区间为 3.08~3.56g/L。

例 6-3　试计算例 6-1 中该地成年男子红细胞总体均数的 95% 可信区间。

本例属于大样本，$t_{0.05/2,\nu}$ 可采用近似值 1.96 计算。

$$(\overline{X}-1.96S_{\overline{X}}, \overline{X}+1.96S_{\overline{X}})=(4.77-1.96\times0.032, 4.77+1.96\times0.032)\times10^{12}/\text{L}$$

$$=(4.71,4.83)\times10^{12}/\text{L}$$

估计该地成年男子红细胞总体均数的 95% 可信区间为 $4.71\times10^{12}/\text{L}$~$4.83\times10^{12}/\text{L}$。

（三）总体率的区间估计

总体率的区间估计是根据样本含量 n 和样本频率 p 的大小，可通过查表法和正态近似法计算总体概率的可信区间。

1. 查表法　当 $n\leq50$，样本率接近 0 或 1 时，可以查百分率的置信区间（附表 6），直接得可信区间。

例 6-4　某地在幼儿园中随机抽查 40 人，发现其中 8 人蛲虫阳性。问该地儿童蛲虫感染率的 95% 可信区间和 99% 可信区间分别是多少？

查百分率的置信区间(附表 6),当 $n=40$, $X=8$ 时,得到该地儿童蛲虫感染率的 95% 可信区间为 9%~35%,99% 可信区间为 7%~40%。

例 6-5 用某种新药治疗丙型肝炎 25 例,治愈 20 例。问该新药对丙型肝炎治愈率的 95% 可信区间?

注意:百分率的置信区间(附表 6)中的 X 值列出了 $X \leqslant n/2$ 部分,当 $X > n/2$ 时,应以 $n-X$ 值查表,然后用 100 减去查得的数值即为所求的可信区间。

本例 $X > n/2$,故以 $X=25-20=5$,查表得 7~41,再以 100-7=93,100-41=59,即该新药治疗对丙型肝炎治愈率的 95% 可信区间为 59%~93%。

2. 正态近似法 当样本数足够大,如 $n \geqslant 100$,样本率 p 和 $1-p$ 均不太小,并有 $np \geqslant 5$ 和 $n(1-p) \geqslant 5$,可利用样本率 p 近似正态分布的原理来估计总体率的 $1-\alpha$ 可信区间。计算公式为:

$$(p-z_{\alpha/2} S_p, p+z_{\alpha/2} S_p) \qquad\qquad 式 6-8$$

其中, $S_p = \sqrt{\dfrac{p(1-p)}{n}}$,当 $\alpha=0.05$ 时, $z_{\alpha/2}=1.96$ 。

例 6-6 某区疾病预防控制中心某年对该乡镇 250 名小学生进行贫血的检测,结果发现有 86 名贫血者,检出率为 34.40%,求贫血检出率 95% 的可信区间。

本例 n 较大,且 $np=86$, $n(1-p)=164$ 均大于 5。用式 6-8 计算总体率 95% 的可信区间:

$$(p-z_{\alpha/2} S_p, p+z_{\alpha/2} S_p) = \left(0.344\,0-1.96\sqrt{\frac{0.344\,0(1-0.344\,0)}{250}},\, 0.344\,0+1.96\sqrt{\frac{0.344\,0(1-0.344\,0)}{250}}\right)$$

$$= (0.285\,1, 0.402\,9)$$

即该乡镇小学生贫血检出率 95% 的可信区间为 28.51%~40.29%。

第二节 假 设 检 验

一、基 本 原 理

假设检验又称为显著性检验,是统计推断的另一重要内容,目的是比较总体参数之间有无差异或总体分布是否相同。实际中多数情况是用样本数据去推断总体,由于存在抽样误差,不能简单地根据样本统计量数值的大小直接比较总体参数。

例如,据大量调查得知,健康成年男子脉搏的均数为 72 次/min。某医生在山区随机调查了 25 名健康成年男子,其脉搏均数为 74.2 次/min,标准差为 6.5 次/min。能否认为该山区成年男子的脉搏数与一般健康成年男子的脉搏数不同?

本例中两均数不等的原因有两种：①由于个体之间存在差异，山区成年男子脉搏数不同于一般，这种差异是抽样误差造成的。②由于环境条件的影响，山区成年男子的脉搏数确实高于一般。统计学上是通过假设检验，按小概率事件和反证法相结合的原理来解决这个问题。首先假设样本均数与总体均数之间的差异是抽样误差引起的，然后推断由抽样误差导致出现这种情况的概率有多大。如果出现这种情况的概率不小，那就有可能出现，不能拒绝这种假设。如果推断由抽样误差导致出现这种情况的概率很小，由于小概率事件在一次抽样中是不可能发生的，因此只好拒绝这个假设，拒绝第一种可能，也就接受了第二种可能。所以，假设检验的实质是判断差异是由抽样误差引起还是总体上有差异。

二、基 本 步 骤

假设检验的方法很多，应根据研究的目的、资料的类型等因素选择合适的检验方法。但其检验的基本步骤是一致的。结合上面例子，介绍假设检验的步骤：

1. 建立检验假设，确定检验水准 假设有两种：一种是无效假设，或称为零假设，用符号 H_0 表示；另一种是备择假设，用符号 H_1 表示，然后确定检验水准 α，α 通常取 0.05 或 0.01。备择假设有双侧和单侧两种情况，应根据分析目的和专业知识选择双侧或单侧。

H_0：该山区成年男子的脉搏数与一般健康成年男子的脉搏数无差异，即 $\mu=\mu_0$。

H_1：该山区成年男子的脉搏数与一般健康成年男子的脉搏数有差异，即 $\mu \neq \mu_0$。

$\alpha=0.05$（双侧）。

2. 选择检验方法和计算检验统计量 应根据资料的性质和研究的目的选择合适的检验方法。本例选择 t 检验，统计量按式 6-5 计算，得：

$$t=\frac{\overline{X}-\mu_0}{S_{\overline{X}}}=\frac{\overline{X}-\mu_0}{S/\sqrt{n}}=\frac{74.2-72}{6.5/\sqrt{25}}=1.692$$

3. 确定 P 值，作出统计推断 查表得到检验用的临界值，然后将算得的统计量与拒绝域的临界值作比较，确定 P 值。根据 t 分布曲线下面积与概率的关系，统计量 t 与 $t_{\alpha/2,\nu}$ 比较，t 值越大，P 值越小；t 值越小，P 值就越大。假设检验的结论推断，是对"H_0 是否真实"做出判断。这种判断是通过比较 P 值与检验水准 α 的大小来进行的。如果 $P \leqslant \alpha$，则 H_0 是小概率事件，应拒绝 H_0，接受 H_1，可认为两总体有差异，其对应的统计学术语是差异具有统计学意义；如果 $P > \alpha$，则不拒绝 H_0，可认为两总体没有差异，其对应的统计学术语是差异无统计学意义。

本例的自由度 $\nu=n-1=25-1=24$，$\alpha=0.05$，查 t 分布界值表（附表 2），得 $t_{0.05/2,24}=2.064$。$t=1.692<t_{0.05/2,24}$，得 $P>0.05$，按 $\alpha=0.05$ 的水准，$P>\alpha$，不拒绝 H_0，差异无统计学意义，尚不能认为该山区健康成年男子脉搏数与一般健康成年男子脉搏数不同。

参数估计和假设检验是统计工作的关键,本章学习重点是标准误的概念及其意义,学习难点是假设检验的基本原理和基本步骤,在学习过程中应注意比较标准差和标准误的概念,标准差是衡量个体观察值变异大小的指标,标准误是衡量抽样误差大小的指标,其实质是样本均数或样本率的标准差。

(张奕蓉)

 思考与练习

1. 标准差和标准误有何区别和联系?

2. 在某地卫生服务调查中随机抽样调查了 400 户家庭,他们的年平均医疗费用支出是 2 580 元,标准差是 1 200 元。假设家庭医疗费用近似正态分布,试估计这些家庭的 95% 年医疗费用支出范围。

3. 研究高胆固醇是否有家庭聚集性。已知正常儿童的总胆固醇平均水平是 4.55mmol/L,现测得 100 名曾患心脏病且胆固醇高的子代儿童的胆固醇平均水平为 5.40mmol/L,标准差为 0.78mmol/L。

(1)如何衡量这 100 名儿童总胆固醇样本平均数的抽样误差?

(2)估计 100 名儿童的胆固醇平均水平的 95% 可信区间。

(3)根据可信区间判断高胆固醇是否有家庭聚集性,并说明理由。

第七章 | t 检验和 z 检验

07章 数字内容

第一节 t 检 验

t 检验是小样本(如 $n<50$)计量资料比较时最常用的假设检验方法之一,是以 t 分布为理论基础的检验,故称为 t 检验。根据研究设计可将 t 检验分为单样本 t 检验、配对样本 t 检验及两独立样本 t 检验。

t 检验的适用条件:①随机样本。②来自正态分布总体。③两样本均数比较时,要求两总体方差相等,即具有方差齐性。

一、单样本 t 检验

单样本 t 检验是样本均数与总体均数比较的 t 检验,目的是检验样本均数所代表的总体均数 μ 与已知总体均数 μ_0 是否有差异。

单样本 t 检验的计算公式为:

$$t = \frac{\overline{X}-\mu_0}{S_{\overline{X}}} = \frac{\overline{X}-\mu_0}{S/\sqrt{n}}, \quad \nu = n-1 \qquad \text{式 7-1}$$

例 7-1 已知正常成年男子心率均数为 72 次/min，现对某山区的成年男子随机抽样调查 36 人，其心率均数为 78.5 次/min，标准差为 6.2 次/min。问该山区成年男子的心率均数是否高于一般人？

本例已知总体均数 μ_0=72 次/min，但总体标准差 σ 未知，n=36，为小样本，$\overline{X}$=78.5 次/min，S=6.2 次/min，心率一般服从正态分布，故选用单样本 t 检验。

（1）建立检验假设，确定检验水准。

H_0：该山区成年男子的心率均数与一般人无差异，即 μ=μ_0。

H_1：该山区成年男子的心率均数高于一般人，即 μ>μ_0。

α=0.05（单侧）。

（2）计算检验统计量 t。

按式 7-1 计算 t 值，得：

$$t = \frac{\overline{X}-\mu_0}{S_{\overline{X}}} = \frac{\overline{X}-\mu_0}{S/\sqrt{n}} = \frac{78.5-72}{6.2/\sqrt{36}} = 6.29$$

$$\nu = n-1 = 36-1 = 35$$

（3）确定 P 值，作出统计推断。

以 ν=35 查 t 分布界值表（附表 2），得 $t_{0.05,35}$=1.690，本例 t=6.29>$t_{0.05,35}$，P<0.05。按 α=0.05 的水准，拒绝 H_0，接受 H_1，两组差异具有统计学意义，可认为该山区正常成年男子的心率比一般人高。

二、配对样本均数 t 检验

配对设计（paired design）是将受试对象按某些重要特征相近的原则配成对子，每对中的两个个体随机给予两种处理方法。配对设计有两种情况：

1. 同源配对 同一受试对象或同一标本的两个部分，随机分配接受两种不同处理。

2. 异源配对 为消除混杂因素的影响，将两个同质受试对象配对后分别接受两种处理，如把同窝、同性别和体重相近的动物配成一对，或把同性别、年龄相近及病情相同的患者配成一对，每对中的个体随机给予不同处理。

配对设计的 t 检验要先求出各对子的差值 d 的均值 $\overline{d}$，若两种处理的效应无差异，理论上差值 d 的总体均数 μ_d 应为 0。所以这类资料的比较可看作是差值样本均数 $\overline{d}$ 与总体均数 0 的比较。配对 t 检验要求差值的总体分布为正态分布。t 检验的公式为：

$$t = \frac{\overline{d}-\mu_d}{S_{\overline{d}}} = \frac{\overline{d}-0}{S_{\overline{d}}} = \frac{\overline{d}}{S_d/\sqrt{n}}, \qquad \nu = n-1 \qquad \text{式 7-2}$$

式 7-2 中，$\overline{d}$ 为差值的均数，S_d 为差值的标准差，$S_{\overline{d}}$ 为差值的标准误，n 为配对样本的对子数。

例7-2 某医院用某药为10名肺结核患者进行治疗,治疗前后的红细胞沉降率(mm/h)资料见表7-1,问用药前后的红细胞沉降率有无差异?

表7-1 10名肺结核患者用某药治疗前后的红细胞沉降率比较

患者编号	治疗前/(mm·h^{-1})	治疗后/(mm·h^{-1})	差数(d)	d^2
1	20	16	4	16
2	23	18	5	25
3	28	21	7	49
4	21	15	6	36
5	22	17	5	25
6	27	20	7	49
7	18	21	−3	9
8	19	15	4	16
9	24	22	2	4
10	26	20	6	36
合计	—	—	43	265

本例的 t 检验步骤为:

(1) 建立检验假设,确定检验水准。

H_0: 用药前后红细胞沉降率无差异,即 $\mu_d=0$。

H_1: 用药前后红细胞沉降率有差异,即 $\mu_d \neq 0$。

$\alpha=0.05$(双侧)。

(2) 计算检验统计量 t。

按式7-2计算 t 值,得:

$$\sum d=43, \quad \sum d^2=265, \quad \bar{d}=\frac{\sum d}{n}=\frac{43}{10}=4.3$$

$$S_d=\sqrt{\frac{\sum d^2-(\sum d)^2/n}{n-1}}=\sqrt{\frac{265-(43)^2/10}{10-1}}=2.983$$

$$S_{\bar{d}}=\frac{S_d}{\sqrt{n}}=\frac{2.983}{\sqrt{10}}=0.943$$

$$t = \frac{\bar{d}}{S_{\bar{d}}} = \frac{4.3}{0.943} = 4.56$$

$$\nu = n - 1 = 10 - 1 = 9$$

（3）确定 P 值，作出统计推断。

以 $\nu = 9$ 查 t 分布界值表（附表2），得 $t_{0.05/2,9} = 2.262$，本例 $t = 4.56 > t_{0.05/2,9}$，$P < 0.05$。按 $\alpha = 0.05$ 的水准，拒绝 H_0，接受 H_1，两组差异具有统计学意义，可认为用某药治疗结核病前后红细胞沉降率有差异，即治疗后红细胞沉降率降低。

三、两独立样本均数比较的 t 检验

两独立样本 t 检验又称为成组 t 检验，适用于完全随机设计下两样本均数的比较，其目的是检验两样本所来自总体的均数是否相等。完全随机设计是将观察对象随机分成两个组，每组对象分别接受不同的处理，分析比较两组的处理效应。

两独立样本 t 检验要求两样本所在的总体服从正态分布，且两总体方差 $\sigma_1^2 = \sigma_2^2$，即方差齐性。若二者总体方差不齐，可采用 t' 检验。

两独立样本 t 检验的检验假设是两总体均数相等，即 $H_0: \mu_1 = \mu_2$，也可以表述为 $\mu_1 - \mu_2 = 0$，这里可以将两样本均数的差值 $\bar{X}_1 - \bar{X}_2$ 看成一个统计量，$S_{\bar{X}_1 - \bar{X}_2}$ 就是差值的标准误，则在 H_0 成立的条件下两独立样本均数 t 检验可视为样本 $\bar{X}_1 - \bar{X}_2$ 与已知总体均数 $\mu_1 - \mu_2 = 0$ 比较的单样本 t 检验。统计量计算公式为：

$$t = \frac{\bar{X}_1 - \bar{X}_2}{S_{\bar{X}_1 - \bar{X}_2}}, \quad \nu = (n_1 - 1) + (n_2 - 1) = n_1 + n_2 - 2 \qquad \text{式 7-3}$$

其中：

$$S_{\bar{X}_1 - \bar{X}_2} = \sqrt{\frac{(n_1 - 1)S_1^2 + (n_2 - 1)S_2^2}{n_1 + n_2 - 2}\left(\frac{1}{n_1} + \frac{1}{n_2}\right)} \qquad \text{式 7-4}$$

例 7-3　抽样调查某地 10 名正常人和 12 名甲状腺功能亢进患者，测得空腹血糖值（mmol/L）资料见表 7-2。问该地正常人和甲亢患者的空腹血糖均数是否有差异？

表 7-2　正常人与甲亢患者空腹血糖值

分组	n	$\bar{X}$	S
甲亢患者组	12	6.30	0.62
正常人组	10	5.10	0.53

本例的 t 检验步骤为:

(1) 建立检验假设,确定检验水准。

H_0:该地正常人和甲亢患者的空腹血糖均数无差异,即 $\mu_1=\mu_2$。

H_1:该地正常人和甲亢患者的空腹血糖均数有差异,即 $\mu_1\neq\mu_2$。

$\alpha=0.05$(双侧)。

(2) 计算检验统计量 t。

按式 7-4 和式 7-3 计算 t 值,得:

$$S_{\overline{X}_1-\overline{X}_2}=\sqrt{\frac{(12-1)\times0.62^2+(10-1)\times0.53^2}{12+10-2}\left(\frac{1}{12}+\frac{1}{10}\right)}=0.249$$

$$t=\frac{\overline{X}_1-\overline{X}_2}{S_{\overline{X}_1-\overline{X}_2}}=\frac{6.30-5.10}{0.249}=4.82$$

$$\nu=(n_1-1)+(n_2-1)=(12-1)+(10-1)=20$$

(3) 确定 P 值,作出统计推断。

以 $\nu=20$ 查 t 分布界值表(附表 2),得 $t_{0.05/2,20}=2.086$,本例 $t=4.82>t_{0.05/2,20}$,$P<0.05$。按 $\alpha=0.05$ 的水准,拒绝 H_0,接受 H_1,两组差异具有统计学意义,可认为甲亢患者和正常人空腹血糖均数有差异,即甲亢患者空腹血糖高于正常人。

需要注意的是,两独立样本均数比较的 t 检验,两样本含量可以相等,也可以不相等,实际应用时不作具体要求,但在总例数不变的前提下,两样本含量相等时统计检验效率高。

 知识拓展

t' 检 验

服从正态分布的两小样本均数比较不能满足方差齐性的要求,若仍进行 t 检验,会增大 I 类错误的概率,此时可采用 t' 检验进行处理,t' 检验又称为近似 t 检验,包括 Cochran & Cox 近似法、Satterthwaite 近似法,其中第一种方法是对临界值校正,第二种方法是对自由度进行校正。

第二节　z　检　验

一、两样本均数比较的 z 检验

根据中心极限定理,当样本含量较大时,t 分布近似于 z 分布。因此当两样本含量较大(如 $n_1, n_2 \geq 50$),可用 z 检验近似代替 t 检验,统计量 z 可按式 7-5 计算

$$z = \frac{\overline{X}_1 - \overline{X}_2}{S_{\overline{X}_1 - \overline{X}_2}} = \frac{\overline{X}_1 - \overline{X}_2}{\sqrt{\dfrac{S_1^2}{n_1} + \dfrac{S_2^2}{n_2}}} \qquad \text{式 7-5}$$

若 $z < 1.96$,则 $P > 0.05$;若 $z \geq 1.96$,则 $P \leq 0.05$;若 $z < 2.58$,则 $P > 0.01$;若 $z \geq 2.58$,则 $P \leq 0.01$。

例 7-4　抽样调查健康成年男女红细胞计数($\times 10^{12}$/L),资料见表 7-3。问成年男女红细胞均数有无差异?

表 7-3　健康成年男女红细胞计数

分组	n	$\overline{X}$	S
男	120	4.92	0.53
女	110	4.43	0.36

本例的 z 检验步骤为:

(1) 建立检验假设,确定检验水准。

H_0:健康成年男女红细胞均数无差异,即 $\mu_1 = \mu_2$。

H_1:健康成年男女红细胞均数有差异,即 $\mu_1 \neq \mu_2$。

$\alpha = 0.05$(双侧)。

(2) 计算检验统计量 z。

按式 7-5 计算 z 值,得:

$$z = \frac{\overline{X}_1 - \overline{X}_2}{S_{\overline{X}_1 - \overline{X}_2}} = \frac{\overline{X}_1 - \overline{X}_2}{\sqrt{\dfrac{S_1^2}{n_1} + \dfrac{S_2^2}{n_2}}} = \frac{4.92 - 4.43}{\sqrt{(0.53)^2/120 + (0.36)^2/110}} = 8.26$$

(3) 确定 P 值,作出统计推断。

$z=8.26>1.96$，则 $P<0.05$，按 $\alpha=0.05$ 检验水准，拒绝 H_0，接受 H_1，两组差异具有统计学意义，可认为健康成年男女红细胞均数有差异，即男性的红细胞均数高于女性的红细胞均数。

二、两样本率比较的 z 检验

在研究两个样本率是否来自相同的总体时，如果被研究的样本资料满足近似正态分布，可以根据正态分布原理，对两个样本率进行 z 检验。统计量 z 值的计算公式为：

$$z=\frac{P_1-P_2}{\sqrt{P_c(1-P_c)\left(\dfrac{1}{n_1}+\dfrac{1}{n_2}\right)}}$$

式 7-6

式中 P_1 和 P_2 分别为两个样本率，P_c 为合并样本率，见式 7-7。

$$P_c=\frac{X_1+X_2}{n_1+n_2}$$

式 7-7

例 7-5　用一种中药治疗慢性支气管炎患者，其中吸烟组与不吸烟组的有效率见表 7-4。问吸烟组与不吸烟组的有效率有无差异？

表 7-4　某中药治疗慢性支气管炎的有效率

分组	治疗例数	有效例数	有效率/%
吸烟组	86	35	40.70
不吸烟组	28	21	75.00

本例的 z 检验步骤为：

（1）建立检验假设，确定检验水准。

H_0：吸烟组与不吸烟组的有效率无差异，即 $\pi_1=\pi_2$。

H_1：吸烟组与不吸烟组的有效率有差异，即 $\pi_1\neq\pi_2$。

$\alpha=0.05$（双侧）。

（2）计算检验统计量 z。

按式 7-6、7-7 计算 z 值，得：

$$P_c=\frac{X_1+X_2}{n_1+n_2}=\frac{35+21}{86+28}=0.491\ 2$$

$$z=\frac{P_1-P_2}{\sqrt{P_c(1-P_c)\left(\dfrac{1}{n_1}+\dfrac{1}{n_2}\right)}}=\frac{0.407-0.750}{\sqrt{0.491\ 2(1-0.491\ 2)\left(\dfrac{1}{86}+\dfrac{1}{28}\right)}}=-3.153$$

（3）确定 P 值，作出统计推断。

$|z|>1.96$，则 $P<0.05$，按 $\alpha=0.05$ 检验水准，拒绝 H_0，接受 H_1，两组差异具有统计学意义，可认为中药对治疗吸烟和不吸烟人群的慢性支气管炎疗效不同，结合实例可认为对不吸烟人群的慢性支气管炎的疗效更好。

第三节　假设检验应注意的问题

1. 要有严密的研究设计　假设检验所使用的样本资料，必须能代表相应的总体，同时各对比组应具有良好的组间均衡性，才能得出有意义的统计结论。

2. 应选用适当的统计方法　要根据分析目的、资料类型、样本量大小等选用适当的统计方法，如计量资料的两均数比较时，一般用 t 检验和 z 检验；计数资料的率或构成比的比较，可用 z 检验或 χ^2 检验；等级资料用秩和检验等。小样本均数比较，必须满足正态分布和方差齐性两个条件。

3. 单双侧检验的选择　应根据研究目的和专业知识予以选择。通常情况下，无法事先从专业上判断是否一定有 $\mu_1>\mu_2$（或 $\mu_1<\mu_2$）时，更多采用双侧检验。

4. 正确理解 P 值的意义　进行假设检验时，若 $P\leqslant\alpha$，拒绝 H_0，可认为"有差异"，即所谓"差异具有统计学意义"，但不能说"差异很大"，不要把统计术语与习惯用语混淆。

5. 假设检验的结论不能绝对化　假设检验的结论是具有概率性的，如 $P\leqslant\alpha$，拒绝 H_0，不能认为 H_0 肯定不成立，因为虽然在 H_0 成立的条件下出现等于大于现有统计量的概率虽小，但仍有可能出现；同理 $P>\alpha$，不拒绝 H_0，更不能认为 H_0 肯定成立。

第四节　假设检验的两类错误

假设检验是根据反证法、小概率的思想作出的推断结论，无论是拒绝或不拒绝 H_0，都有可能与客观实际不符，出现判断错误，即Ⅰ类错误和Ⅱ类错误。

Ⅰ类错误：又称为假阳性错误，拒绝了实际上成立的 H_0，这类"弃真"的错误称为Ⅰ类错误，其概率大小用 α 表示。即实际情况与 H_0 一致，但由于抽样的原因，使得统计量的观察值落到拒绝域，那么假设检验的结论为拒绝原本正确的 H_0，导致推断结论错误。

Ⅱ类错误：又称为假阴性错误，不拒绝实际上不成立的 H_0，这类"取伪"的错误称为Ⅱ类错误，其概率大小用 β 表示。即实际情况与 H_0 不一致，也是由于抽样的原因，使得统计量的观察值落到接受域，那么假设检验的结论为接受原本错误的 H_0，导致推断结论错误。

统计推断的两类错误及其概率见表7-5。

表 7-5　统计推断的两类错误及其概率

真实情况	假设检验结论	
	拒绝 H_0	不拒绝 H_0
H_0 成立	Ⅰ类错误(α)	推断正确($1-\alpha$)
H_0 不成立	推断正确($1-\beta$)	Ⅱ类错误(β)

　　当客观实际 H_0 不成立,而统计判断正确(即结论为拒绝 H_0)的概率为($1-\beta$),即把握度为($1-\beta$)。我们总是希望两类错误的概率越小越好,但矛盾的是,当 n 一定时,α 减少,必定会扩大 β;而 α 增大,β 将减小,要同时减小两类错误的概率,唯一的办法就是增加样本例数。二者关系见图 7-1。

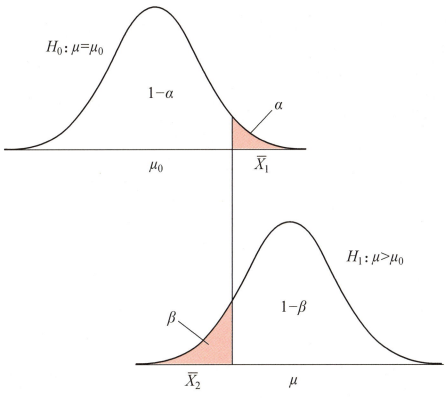

图 7-1　Ⅰ类错误与Ⅱ类错误示意图

章末小结

　　本章学习重点是 t 检验方法,由于存在抽样误差,在实际工作中,当两样本均数不等时,应用假设检验对总体均数是否相等进行统计推断,t 检验是计量资料两均数比较最常用的检验方法之一。学习难点是在应用具体的 t 检验方法时,应首先检查应用条件是否得到满足。在学习过程中注意应用假设检验要有严密的研究设计,并结合专业和实际,做出正确的推断结论。

(张奕蓉)

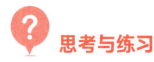

思考与练习

1. 两组十二指肠溃疡患者,其中 A 组 20 例,幽门螺杆菌均为阳性,测得其生长抑制素样本均数为 260.20(wn/10^{-9}),标准差为 27.50(wn/10^{-9});B 组 10 例,幽门螺杆菌均为阴性,其生长抑制素样本均数为 387.40(wn/10^{-9}),标准差为 34.50(wn/10^{-9})。试问幽门螺杆菌对生长抑制素含量有无影响?

2. 某医生随机抽取 8 名研究对象并收集其头发,用 A、B 两种方法测定其金属锰的含量(mg/L),结果见表 7-6。问两种测量方法是否相同?

表 7-6　两种方法测定头发金属锰含量结果

单位:mg/L

样品号	1	2	3	4	5	6	7	8
A 方法	2.3	3.4	7.1	4.0	5.5	8.1	1.1	1.8
B 方法	2.8	4.0	8.0	4.9	5.4	8.9	1.3	2.1

第八章 | 方差分析

08章 数字内容

1. 具有统计分析思维,严谨求实的科研精神。
2. 掌握方差分析的基本思想和应用条件。
3. 熟悉完全随机设计和随机区组设计资料的方差分析。
4. 了解多个样本均数间的多重比较和方差齐性检验。
5. 能运用 SPSS 统计软件进行方差分析。

第七章介绍了两个样本均数比较的 t 检验,而对于多于两个样本均数的比较,t 检验就不适用了,需用方差分析的方法。方差分析(analysis of variance,ANOVA)主要用于推断两组及两组以上计量资料的总体均数间有无差异。方差分析的理论和方法最早由英国统计学家费希尔(R.A.Fisher)(1923)创立,又称为 F 检验。为纪念 Fisher,以其名字的首字母命名为 F 分布,其应用于方差分析、回归方程的显著性检验中。

第一节 方差分析的基本思想和应用条件

一、方差分析的基本思想

方差分析的基本思想是将全部观测值的总变异按影响因素分解为相应的若干部分变异,在此基础上,计算假设检验的统计量 F 值,实现对总体均数是否有差异的统计推断。

如在完全随机设计的方差分析中,总变异分解成组间变异和组内变异两部分。组间变异是处理因素和随机误差造成的。组内变异可认为是单纯由随机误差造成的。

多个样本均数比较的方差分析,无效假设 H_0 为各处理组总体均数相同,即假设组间变异与处理因素无关。检验统计量 F 值为组间变异的均方与组内变异的均方之比

$\left(F=\dfrac{MS_{组间}}{MS_{组内}}\right)$。如果组间变异近似等于随机误差,$F$值近似等于1,则没有理由拒绝$H_0$,即不能认为各处理组的差异有统计学意义。若$F$值大于特定界值,则拒绝$H_0$,推断组间变异与处理因素有关,即处理组间差异有统计学意义。

本章以实例来说明方差分析的基本原理。

例 8-1   研究者在研究某药物的安全性试验中,将18名符合纳入标准的健康志愿者随机分为3组,各组分别给予不同的药物注射剂量,观察48h部分凝血活酶时间,结果见表8-1。试分析不同剂量组的部分凝血活酶时间(s)有无不同。

表8-1   三种不同剂量组48h部分凝血活酶时间

单位:s

	0.5U	1U	2U	合计
	31.2	39.8	35.6	
	35.4	38.4	32.4	
	36.8	40.0	32.9	
	34.3	35.5	37.9	
	33.2	40.1	34.7	
	31.1	38.3	38.1	
n_i	6	6	6	18(n)
$\overline{X}_i$	33.666 7	38.683 3	35.266 7	35.872 0($\overline{X}$)
$\sum\limits_{j=1}^{n_i} X_{ij}$	202.000 0	232.100 0	211.600 0	645.700 0($\sum X$)
$\sum\limits_{j=1}^{n_i} X_{ij}^2$	6 826.780 0	8 993.750 0	7 491.640 0	23 312.170 0($\sum X^2$)
S_i	2.285 3	1.752 1	2.417 2	2.965 3(S)

从表中可以看出,18名健康志愿者的48h部分凝血活酶时间各不相同,这种变异称为总变异。每组剂量的6名健康志愿者的观察值也不完全相等,这种变异是由于随机误差所致,与注射剂量(处理因素)无关,称为组内变异。三组剂量的各样本均数也彼此不相等,这种变异除了随机误差外,也可能与各组的注射剂量不同有关,称为组间变异。

$$F=\frac{处理所致变异+随机误差变异}{随机误差变异}=\frac{组间均方}{组内均方}$$

方差分析的无效假设H_0为不同注射剂量对部分凝血活酶时间无影响(即处理因素不起作用),在此前提下,理论上讲$F=1$。由于抽样误差的影响,F值不会恰好等于1,但不会相差很大。若F值接近于1,则没有理由拒绝无效假设。若F值较大,超过一定范围,可以认为组间变异不能仅用随机误差解释,样本信息与无效假设相矛盾,因而拒绝 H_0,作出不同注射剂量对部分凝血活酶有影响的推断。

二、方差分析的应用条件

方差分析的应用条件为:①各样本是相互独立的随机样本,均来自正态分布总体。②相互比较的各样本的总体方差相等,即具有方差齐性。

第二节 完全随机设计资料的方差分析

完全随机设计(completely random design)只分析处理因素有无作用,故完全随机设计的方差分析又称为单因素方差分析(one-way ANOVA)。

完全随机设计是将受试对象完全随机地分配到各处理组中去,处理组可以为两组或多组,各组的样本含量可以相等,也可以不等,相等时为平衡设计,其统计检验效率较高。

本节以例 8-1 的资料进行分析。

1. 总变异 18 名健康志愿者的 48h 部分凝血活酶时间各不相同,这种变异称为总变异。该变异既包含了随机误差(即志愿者的个体差异和测量误差);又包含了三组不同剂量导致的不同,即处理因素的影响。总变异反映全部个体观察值之间总的变异情况,用总离均差平方和 $SS_{总}$ 来表示。

$$SS_{总} = \sum_{i=1}^{k} n_i (\overline{X}_i - \overline{X})^2 + \sum_{i=1}^{k} \sum_{j=1}^{n_i} (X_{ij} - \overline{X}_i)^2 \qquad \text{式 8-1}$$

式 8-1 中,k 为处理组数,n_i 为各组的例数。总的自由度,$\nu_{总} = n-1$。

2. 组间变异 由于三组志愿者接受的处理不同,各组的样本均数各不相同,与总均数也不相同,这种变异称为组间变异。组间变异反映了不同处理的影响(如处理确实有作用),同时也包括了随机误差(含个体差异和测量误差)。组间变异的大小可用各组均数 $\overline{X}_i$ 与总均数 $\overline{X}$ 的离均差平方和 $SS_{组间}$ 来表示。

$$SS_{组间} = \sum_{i=1}^{k} n_i (\overline{X}_i - \overline{X})^2 \qquad \text{式 8-2}$$

组间自由度,$\nu_{组间} = k-1$。

3. 组内变异 各组内观察值 X_{ij} 大小各不相同,与本组的样本均数 $\overline{X}_i$ 也不相同,这种变异称为组内变异。组内变异仅反映随机误差(含个体差异和测量误差),故又称为误差变异。组内变异的大小可用各内部观察值 X_{ij} 与其均数 $\overline{X}_i$ 的离均差平方和 $SS_{组内}$ 表示。

$$SS_{组内} = \sum_{i=1}^{k} \sum_{j=1}^{n_i} (X_{ij} - \overline{X}_i)^2 \qquad \text{式 8-3}$$

组内自由度，$\nu_{组内}=n-k$。

总离均差平方和分解为组间离均差平方和及组内离均差平方和。

$$SS_{总}=SS_{组间}+SS_{组内}$$ 式8-4

相应的总自由度分解为组间自由度和组内自由度。

$$\nu_{总}=\nu_{组间}+\nu_{组内}$$ 式8-5

由于组间变异和组内变异均与自由度有关，所以不能直接比较离均差平方和。将各部分的离均差平方和除以各自的自由度，得到相应的平均变异指标——均方，即方差（mean square，MS）。组间均方和组内均方的计算公式为：

$$MS_{组间}=\frac{SS_{组间}}{\nu_{组间}}=\frac{SS_{组间}}{k-1}$$ 式8-6

$$MS_{组内}=\frac{SS_{组内}}{\nu_{组内}}=\frac{SS_{组内}}{n-k}$$ 式8-7

将组间均方除以组内均方，即得方差分析的统计量 F。

$$F=\frac{MS_{组间}}{MS_{组内}}$$ 式8-8

将完全随机设计资料的方差分析的过程整理成表8-2。

表8-2　完全随机设计方差分析的计算公式

变异来源	离均差平方和（SS）	自由度（ν）	均方（MS）	F值
总变异	$SS_{总}=\sum\limits_{i=1}^{k}\sum\limits_{j=1}^{n_i}(X_{ij}-\overline{X})^2$ $=(n-1)S^2$	$\nu_{总}=n-1$		
处理组间	$SS_{组间}=\sum\limits_{i=1}^{k}n_i(\overline{X}_i-\overline{X})^2$	$\nu_{组间}=k-1$	$MS_{组间}=\dfrac{SS_{组间}}{\nu_{组间}}$	$F=\dfrac{MS_{组间}}{MS_{组内}}$
组内（误差）	$SS_{组内}=SS_{总}-SS_{组间}$	$\nu_{组内}=\nu_{总}-\nu_{组间}$	$MS_{组内}=\dfrac{SS_{组内}}{\nu_{组内}}$	

例8-1资料具体分析计算步骤：

（1）建立检验假设，确定检验水准。

H_0：三个组48h部分凝血活酶时间的总体均数相同，即 $\mu_1=\mu_2=\mu_3$。

H_1：三个组48h部分凝血活酶时间的总体均数不全相同，即 μ_1、μ_2、μ_3 不全相等。

$\alpha=0.05$。

（2）计算检验统计量 F。

1）求离均差平方和 $SS_{总}$

$$SS_{\text{总}}=(n-1)S^2=(18-1)\times 2.965\ 3^2=149.481\ 1$$

$$\nu_{\text{总}}=n-1=18-1=17$$

$$SS_{\text{组间}}=\sum_{i=1}^{k}n_i\,(\overline{X}_i-\overline{X})^2$$

$$=6\times(33.666\ 7-35.872\ 0)^2+6\times(38.683\ 3-35.872\ 0)^2+6\times(35.266\ 7-35.872\ 0)^2$$

$$=78.798\ 8$$

$$\nu_{\text{组间}}=k-1=3-1=2$$

$$SS_{\text{组内}}=SS_{\text{总}}-SS_{\text{组间}}=149.481\ 1-78.798\ 8=70.682\ 3$$

$$\nu_{\text{组内}}=\nu_{\text{总}}-\nu_{\text{组间}}=17-2=15$$

2）求均方 MS

$$MS_{\text{组间}}=\frac{SS_{\text{组间}}}{\nu_{\text{组间}}}=\frac{78.798\ 8}{2}=39.399\ 4$$

$$MS_{\text{组内}}=\frac{SS_{\text{组内}}}{\nu_{\text{组内}}}=\frac{70.682\ 3}{15}=4.712\ 2$$

3）求 F 值

$$F=\frac{MS_{\text{组间}}}{MS_{\text{组内}}}=\frac{39.399\ 4}{4.712\ 2}=8.361\ 1$$

通常将上述结果列成表 8-3。

表 8-3　完全随机设计的方差分析结果

变异来源	SS	v	MS	F	P
总变异	149.481 1	17			
组间	78.798 8	2	39.399 4	8.361 1	<0.05
组内	70.682 3	15	4.712 2		

（3）确定 P 值，作出统计推断。

F 值分子的自由度为 2，分母的自由度为 15，查 F 界值表（附表 4），得 $F_{0.05(2,15)}=3.68$。本例 $F=8.361\ 1>F_{0.05(2,15)}$，故 $P<0.05$。按 $\alpha=0.05$ 的水准，拒绝 H_0，接受 H_1，差异具有统计学意义，可认为三种不同剂量 48h 部分凝血活酶时间不全相同。

注意：方差分析的结果若拒绝 H_0，接受 H_1，不能说明各组总体均数两两间都有差异。如果要分析哪两组间有差异，要进行多个均数间的多重比较，详见本章第四节内容。

对于各处理组例数不等的方差分析，与各处理组例数相等的方差分析类似，此处不再赘述。

第三节　随机区组设计资料的方差分析

随机区组设计(randomized block design)又称为配伍组设计,是配对设计的扩展。随机区组设计是将若干个性质、特征相近的研究对象作为一个区组,在每个区组内,研究对象随机分配到各处理组中去,分别接受不同的处理。

随机区组设计除研究处理因素外,还要考虑区组因素(配伍因素)的影响,即将另一些可能对研究结果有影响的因素作为区组的条件使之均衡,以排除其干扰,提高效率。故这里的方差分析又称为两因素方差分析(two-way ANOVA)。随机区组设计的方差分析可以把总变异分为处理间变异、区组间变异和误差变异三部分,由于从总变异中分离出区组间变异,从而使误差变异减少,提高了统计检验的效率。

本节结合例 8-2,说明随机区组设计资料方差分析的步骤。

例 8-2　中药治疗 6 例贫血患者,每个疗程 1 个月,治疗 3 个疗程后结果见表 8-4。试分析治疗前后各组血红蛋白(g/L)有无差异。

表 8-4　中药治疗 6 例贫血患者前后血红蛋白含量

单位:g/L

患者编号	治疗前	第一疗程	第二疗程	第三疗程	$\overline{X}_i$
1	93	99	105	118	103.75
2	98	105	111	123	109.25
3	102	101	112	125	110.00
4	99	103	109	119	107.50
5	92	102	109	125	107.00
6	101	104	106	118	107.25
n_i	6	6	6	6	24(n)
$\overline{X}_i$	97.50	102.33	108.67	121.33	107.46($\overline{X}$)

(1) 建立检验假设,确定检验水准。

H_0:治疗前后各组血红蛋白含量相等,即 $\mu_1=\mu_2=\mu_3=\mu_4$。

H_1:治疗前后各组血红蛋白含量不全相等,即 μ_1、μ_2、μ_3、μ_4 不全相等。

$\alpha=0.05$。

(2) 计算检验统计量 F。

将随机区组设计的方差分析的过程整理成表 8-5。

表 8-5　随机区组设计的方差分析表

变异来源	离均差平方和(SS)	自由度(ν)	均方(MS)	F值
总变异	$SS_{总}=\displaystyle\sum_{i=1}^{k}\sum_{j=1}^{m}(X_{ij}-\overline{X})^2$ $=(n-1)S^2$	$\nu_{总}=n-1$		
处理间	$SS_{处理}=\displaystyle\sum_{i=1}^{k}m(\overline{X}_i-\overline{X})^2$	$\nu_{处理}=k-1$	$MS_{处理}=\dfrac{SS_{处理}}{\nu_{处理}}$	$F_{处理}=\dfrac{MS_{处理}}{MS_{误差}}$
区组间	$SS_{区组}=\displaystyle\sum_{j=1}^{m}k(\overline{X}_j-\overline{X})^2$	$\nu_{区组}=m-1$	$MS_{区组}=\dfrac{SS_{区组}}{\nu_{区组}}$	$F_{区组}=\dfrac{MS_{区组}}{MS_{误差}}$
误差	$SS_{误差}=SS_{总}-SS_{处理}-SS_{区组}$	$\nu_{误差}$ $=\nu_{总}-\nu_{处理}-\nu_{区组}$ $=(k-1)(m-1)$	$MS_{误差}=\dfrac{SS_{误差}}{\nu_{误差}}$	

表 8-5 中，m 为区组数，k 为处理组数，其余符号意义同表 8-2。

$$S^2=92.16$$
$$SS_{总}=(n-1)S^2=(24-1)\times92.16=2\ 119.68$$
$$\nu_{总}=n-1=24-1=23$$

$$SS_{处理}=\sum_{i=1}^{k}m(\overline{X}_i-\overline{X})^2$$
$$=6\times(97.50-107.46)^2+6\times(102.33-107.46)^2+6\times(108.67-107.46)^2+6\times(121.33-107.46)^2$$
$$=1\ 916.157$$

$$\nu_{处理}=k-1=4-1=3$$

$$SS_{区组}=\sum_{j=1}^{m}k(\overline{X}_j-\overline{X})^2$$
$$=4\times(103.75-107.46)^2+4\times(109.25-107.46)^2+\cdots+4\times(107.25-107.46)^2$$
$$=94.708\ 4$$

$$\nu_{区组}=m-1=6-1=5$$
$$SS_{误差}=SS_{总}-SS_{处理}-SS_{区组}=2\ 119.68-1\ 916.157-94.708\ 4=108.418\ 6$$
$$\nu_{误差}=\nu_{总}-\nu_{处理}-\nu_{区组}=(k-1)(m-1)=(4-1)\times(6-1)=15$$

通常将上述结果列成表 8-6 的形式。

表 8-6　随机区组设计的方差分析结果

变异来源	SS	ν	MS	F	P
总变异	2 119.680 0	23			
处理间	1 916.157 0	3	638.719 00	88.050	<0.05

变异来源	SS	v	MS	F	P
区组间	94.708 4	5	18.941 68	2.611	>0.05
误差	108.814 6	15	7.254 00		

(3) 确定 P 值,作出统计推断。

以 $\nu_{处理}=3$,$\nu_{误差}=15$,查 F 界值表(附表 4),得 $F_{0.05(3,15)}=3.29$。本例 $F_{处理}=88.050$,$F>F_{0.05(3,15)}$,故 $P<0.05$,按 $\alpha=0.05$ 水准,拒绝 H_0,接受 H_1,差异具有统计学意义,故可认为中药治疗前后不同疗程贫血患者血红蛋白含量有差异。

必要时,以 $\nu_{区组}=5$,$\nu_{误差}=15$,查 F 界值表(附表 4),得 $F_{0.05(5,15)}=2.90$。本例 $F_{区组}=2.611$,故 $P>0.05$,按 $\alpha=0.05$ 水准,不拒绝 H_0,差异无统计学意义,故不能认为多个总体均数不全相同。

第四节　多个样本均数间的多重比较

当方差分析的结果为拒绝 H_0,接受 H_1 时,只说明几个总体均数不全相等。若想进一步了解两两均数之间的差异情况,即各均数间是彼此均有差异,还是有些均数间有差异,有些均数间无差异,此时须进行多个样本均数间的两两比较或多重比较。对于该种设计类型的资料,若使用第七章介绍的 t 检验进行比较,则会使犯 I 类错误(把本无差异的两个总体均数判为有差异)的概率增大,故不宜采用。

本节介绍两种多重比较方法,即 LSD-t 检验和 SNK-q 检验。

一、LSD-t 检验

LSD-t 检验即最小显著差异(least significant difference,LSD)t 检验,适用于一对或几对在专业上有特殊意义的样本均数间的比较。检验统计量 LSD-t 的界值是一般的 t 界值。计算公式为:

$$LSD-t=\frac{|\overline{X}_i-\overline{X}_j|}{S_{\overline{X}_i-\overline{X}_j}}, \qquad \nu=\nu_{误差} \qquad \text{式 8-9}$$

$$S_{\overline{X}_i-\overline{X}_j}=\sqrt{MS_{误差}\left(\frac{1}{n_i}+\frac{1}{n_j}\right)} \qquad \text{式 8-10}$$

式 8-9 和式 8-10 中,$\overline{X}_i$、n_i、$\overline{X}_j$、n_j 为两个对比组第 i 组与第 j 组的样本均数和样本例数,$MS_{误差}$ 为方差分析表中的误差均方,在完全随机设计的方差分析中,$MS_{误差}$ 即是 $MS_{组内}$。

注意:LSD-t 检验公式与两样本均数比较的 t 检验公式是不同的,区别就在于两样本均数差值的标准误 $S_{\bar{X}_i-\bar{X}_j}$ 和自由度 ν 的计算上。在两样本均数比较的 t 检验公式里是用两样本合并方差 S_c^2 来计算 $S_{\bar{X}_i-\bar{X}_j}$,$\nu=n_1+n_2-2$;而这里是用方差分析表中的误差均方 $MS_{误差}$ 来计算 $S_{\bar{X}_i-\bar{X}_j}$,$\nu=\nu_{误差}$。

本节结合例 8-1 的资料说明 LSD-t 检验的步骤。

例 8-3   对例 8-1 资料,试分析注射剂量为 0.5U 和 1U 的 48h 部分凝血活酶时间的总体均数有无差异。

假设检验步骤为:

(1) 建立检验假设,确定检验水准。

H_0:0.5U 和 1U 的 48h 部分凝血活酶时间总体均数相等,即 $\mu_{0.5U}=\mu_{1U}$。

H_1:0.5U 和 1U 的 48h 部分凝血活酶时间总体均数不相等,即 $\mu_{0.5U}\neq\mu_{1U}$。

$\alpha=0.05$。

(2) 计算检验统计量 LSD-t。

例 8-1 中:

$$\bar{X}_{0.5U}=33.67,\quad \bar{X}_{1U}=38.68$$

$$n_{0.5U}=n_{1U}=6$$

$$MS_{误差}=4.71,\quad \nu_{误差}=15$$

$$S_{\bar{X}_i-\bar{X}_j}=\sqrt{MS_{误差}\left(\frac{1}{n_i}+\frac{1}{n_j}\right)}=\sqrt{4.71\times\left(\frac{1}{6}+\frac{1}{6}\right)}=1.25$$

$$LSD-t=\frac{|\bar{X}_i-\bar{X}_j|}{S_{\bar{X}_i-\bar{X}_j}}=\frac{|33.67-38.68|}{1.25}=4.008$$

(3) 确定 P 值,作出统计推断。

以 $\nu=15$,$t=4.008$,查 t 界值表(附表 2),得 $P<0.05$。按 $\alpha=0.05$ 水准,拒绝 H_0,接受 H_1,差异具有统计学意义,可认为注射剂量为 0.5U 和 1U 的 48h 部分凝血活酶时间总体均数不相等,即剂量 0.5U 的部分凝血活酶时间总体均数低于注射剂量 1U 的部分凝血活酶时间。

二、SNK-q 检验

q 检验又称为 SNK 检验,SNK 为 Student-Newman-Keuls 三个人姓氏的缩写,检验统计量为 q 值,适用于探索性研究,多个样本均数两两之间的全面比较。计算公式为:

$$q=\frac{|\bar{X}_A-\bar{X}_B|}{S_{\bar{X}_A-\bar{X}_B}}=\frac{|\bar{X}_A-\bar{X}_B|}{\sqrt{\dfrac{MS_{误差}}{2}\left(\dfrac{1}{n_A}+\dfrac{1}{n_B}\right)}} \qquad \text{式 8-11}$$

式 8-11 中,$\overline{X}_A$、$\overline{X}_B$ 为两个对比组的样本均数,$S_{\overline{X}_A-\overline{X}_B}$ 为其对应差值的标准误。$MS_{误差}$ 为方差分析中算得的误差均方(或组内均方),n_A、n_B 分别为两对比组的样本例数。以例 8-1 为例,本例 $MS_{误差}=MS_{组内}=4.71$,由于各组例数相等即 $n_i=6$,则:

$$\sqrt{\frac{MS_{误差}}{2}\left(\frac{1}{n_A}+\frac{1}{n_B}\right)}=\sqrt{\frac{MS_{误差}}{n_i}}=\sqrt{\frac{4.71}{6}}=0.886$$

例 8-4　对例 8-1 资料作两两比较。

(1) 建立检验假设,确定检验水准。

H_0:任意两对比组的总体均数相等,即 $\mu_A=\mu_B$。

H_1:任意两对比组的总体均数不相等,即 $\mu_A\neq\mu_B$。

$\alpha=0.05$。

(2) 计算检验统计量。

1) 将三个样本均数按从小到大的顺序排列,并编上组次。

组次	1	2	3
组别	0.5U	2U	1U
均数	33.67	35.27	38.68

2) 列 q 值计算表(表 8-7):表中第(1)栏为对比组,第(2)栏为 A、B 两对比组所包含的组数 α,如第 1 行,"1 与 3"比,包含 1,2,3 三个组,故 $\alpha=3$,依此类推。第(3)栏为两个比较组的均数差值,第(4)栏为 q 值,第(5)、(6)两栏是由 q 界值表(附表 4)查出的 $P=0.05$ 和 $P=0.01$ 的界值,第(7)栏为 P 值,第(7)栏是由第(4)栏计算出的 q 值与第(5)、(6)栏的 q 界值作比较后得到的 P 值。

表 8-7　三个样本均数间的两两比较 q 检验

对比组 (A 与 B) (1)	组数 (α) (2)	均数之差 (3)	q 值 $(4)=\dfrac{(3)}{0.886}$	q 界值 0.05 (5)	q 界值 0.01 (6)	P 值 (7)
1 与 3	3	5.01	5.65	3.67	4.83	<0.05
1 与 2	2	1.6	1.81	3.01	4.17	>0.05
2 与 3	2	3.41	3.85	3.01	4.17	>0.05

(3) 确定 P 值,作出统计推断。

按 $\alpha=0.05$ 水准,1 与 3 相比拒绝 H_0,接受 H_1,有统计学意义,可认为注射 0.5U 和 1U 剂量的部分凝血活酶时间有变化;而其余两对比组均不拒绝 H_0,即两样本均数差异无统计学意义。

本节介绍了多个样本均数间的多重比较的常用方法,还有其他一些方法,如 Bonferroni t 检验、Sidak t 检验、Tukey 法、Schéffe 法等。

第五节　方差齐性检验

用来做方差分析的资料必须满足以下两个条件：

1. 方差齐性　各组试验结果的变异程度一致，即各样本来自总体方差相同的总体。

2. 正态性　各组试验结果都服从正态分布。即 k 个样本是从 k 个正态总体中随机抽取得到的，各组试验相互独立，互不牵扯，试验误差之和等于零。

如果资料不能满足上述要求，则进行方差分析就失去理论依据。在这种情况下，虽然方差分析的计算照样可以进行，但所得结论是不可信的。所以在进行方差分析时要求所对比的各组即各样本的总体方差必须是相等的，这一般需要在作方差分析之前，先对资料的方差齐性进行检验，特别是在样本方差相差悬殊时，应注意这个问题。Bartlett 检验和 Levene 检验计算较复杂，实际一般采用统计软件计算，故本教材仅列出公式，省略举例。

一、Bartlett 检验

Bartlett 法的基本思想是将各组的样本方差之和除以方差个数的合并方差，假如各组总体方差相等，那么，各组样本方差与合并方差相差不会很大，其统计量 χ^2 值也不会很大，即出现大的统计量 χ^2 值的可能性很小。如果在一次试验中就出现了大的 χ^2 值，就有理由怀疑原假设不成立而拒绝它。

计算统计量 χ^2 公式为：

$$\chi^2 = \frac{Q_1}{Q_2}, \quad \nu = k-1 \qquad\qquad 式 8\text{-}12$$

其中：

$$Q_1 = \sum_{i=1}^{k} (n_i - 1)\ln(S_c^2/S_i^2) \qquad\qquad 式 8\text{-}13$$

$$Q_2 = 1 + \frac{1}{3(k-1)}\left(\sum_{i=1}^{k}\frac{1}{n_i-1} - \frac{1}{n-k}\right) \qquad\qquad 式 8\text{-}14$$

式 8-12 至 8-14 中，S_i^2 为第 i 组的方差，S_c^2 为合并方差（对完全随机设计资料有 $S_c^2 = MS_{误差}$），k 为比较组数，n_i 为第 i 组的样本例数，n 为各组的总例数。

当样本来自独立正态总体时，在 $H_0: \sigma_1^2 = \sigma_2^2 = \cdots = \sigma_k^2$ 为真时，该检验统计量服从 $\nu = k-1$ 的 χ^2 分布。各样本方差 S_i^2 差异越大，Q_1 越大，χ^2 值亦越大。如果 $\chi^2 \geq \chi_{\alpha,\nu}^2$，则 $P \leq \alpha$，拒绝 H_0，可认为方差不齐；反之，若 $\chi^2 < \chi_{\alpha,\nu}^2$，则 $P > \alpha$，不拒绝 H_0，尚不能认为方差不齐。

二、Levene 检验

Levene 检验既可用于两总体方差齐性检验,又可用于多个总体的方差齐性检验。

设有从 g 个总体独立随机抽取的 g 个样本,记第 i 个样本例数为 n_i,其第 j 个观察值为 X_{ij},均数为 $\overline{X}_i (i=1,2,\cdots,g)$。假设检验为:

H_0: 各总体方差相等,即 $\sigma_1^2=\sigma_2^2=\cdots=\sigma_g^2=\sigma^2$。

H_1: 各总体方差不全相等,即 $\sigma_1^2、\sigma_2^2、\cdots\sigma_g^2$ 不全相等。

$\alpha=0.05$。

在 H_0 成立的条件下,Levene 检验的统计量为:

$$F = \frac{(N-g) \sum\limits_{i=1}^{g} n_i (\overline{Z}_i - \overline{Z})^2}{(g-1) \sum\limits_{i=1}^{g} \sum\limits_{j=1}^{n_i} (Z_{ij} - \overline{Z}_i)^2}$$

式 8-15

式 8-15 中,$N=n_1+n_2+\cdots+n_g$。

Z_{ij} 可根据资料选择下列三种计算方法:

(1) $Z_{ij}=|X_{ij}-\overline{X}_i| (i=1,2,\cdots,g;j=1,2,\cdots,n_i)$。

(2) $Z_{ij}=|X_{ij}-M_{d_i}|$,其中 M_{d_i} 为第 i 个样本的中位数$(i=1,2,\cdots,g;j=1,2,\cdots,n_i)$。

(3) $Z_{ij}=|X_{ij}-\overline{X}_i'|$,其中 $\overline{X}_i'$ 为第 i 个样本截除样本含量 10% 后的均数$(i=1,2,\cdots,g;j=1,2,\cdots,n_i)$。

按 $\alpha=0.05$ 的水准,查 F 界值表得 $F_{0.05,(g-1,N-g)}$。 若 $F<F_{0.05,(g-1,N-g)}$,则 $P>0.05$,不拒绝 H_0;反之,若 $F \geqslant F_{0.05,(g-1,N-g)}$,则 $P \leqslant 0.05$,拒绝 H_0,接受 H_1。

Levene 检验的计算量大,一般都借助统计软件来完成。

> **章末小结**
>
> 本章主要介绍了完全随机设计和随机区组设计的方差分析,学习重点是方差分析的基本思想和应用条件,其主要用于推断两组以上样本均数的比较,其结果为拒绝 H_0,接受 H_1 时,只说明各个总体均数不全相等,若想进一步了解两两均数之间的差异情况,须进行多个样本均数间的两两比较或多重比较。学习难点是方差分析的应用条件。在学习过程中能根据资料的性质和特点正确区分资料类型选择恰当的统计方法。

(王晓霞)

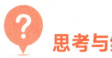

思考与练习

1. 为研究某新药在支气管哮喘气道重塑中的作用,按完全随机设计方案将27只大鼠随机分成哮喘组,布地奈德治疗组和正常对照组3组。4周后测得大鼠支气管总管壁厚度(Wat,μm^2/Pbm,μm),见表8-8。

表8-8　大鼠支气管总管壁厚度

单位:Wat,μm^2/Pbm,μm

哮喘组	布地奈德治疗组	正常对照组
30.4	27.5	26.4
28.7	28.4	25.7
29.6	24.9	23.1
31.7	26.7	24.5
34.2	25.1	27.8
30.9	27.6	24.9
27.4	28.8	26.5
29.1	26.4	28.1
29.7		23.6
33.2		

(1) 这是什么资料?

(2) 该资料属于何种设计方案?

(3) 请用正确的方法做统计分析。

2. 为探讨小剂量地塞米松对急性肺损伤动物模型肺的保护作用,将36只大鼠按性别、体重配成12个配伍组。每一配伍组的3只大鼠被随机分配到对照组、损伤组与激素组,实验24h后测量支气管肺泡灌洗液总蛋白水平(g/L),结果见表8-9。试分析3组大鼠的总蛋白水平是否不同。

(1) 这是什么资料?

(2) 该资料属于何种设计方案?

(3) 请写出统计分析步骤。

表 8-9　3 组大鼠总蛋白水平

单位:g/L

配伍组	对照组	损伤组	激素组
1	0.36	1.48	0.30
2	0.28	1.42	0.32
3	0.26	1.33	0.29
4	0.25	1.48	0.16
5	0.36	1.26	0.35
6	0.31	1.53	0.43
7	0.33	1.40	0.31
8	0.28	1.30	0.13
9	0.35	1.58	0.33
10	0.41	1.24	0.32
11	0.49	1.47	0.26
12	0.27	1.32	0.26

3. 请对第一题的资料进行均数间的多重比较。

第九章 | χ^2 检验

09章 数字内容

学习目标

1. 具有初步统计学思维,以及严谨求实的科研精神。
2. 掌握 χ^2 检验的基本思想;四格表资料 χ^2 检验的基本公式、专用公式、校正公式;配对四格表资料 χ^2 检验。
3. 熟悉 $R \times C$ 表资料 χ^2 检验的注意事项。
4. 了解四格表资料 χ^2 检验的 Fisher 确切概率法;$R \times C$ 表资料 χ^2 检验。
5. 能根据资料的特征正确选用 χ^2 检验的公式进行统计分析,学会运用 SPSS 统计软件进行 χ^2 检验。

χ^2 检验(chi-square test)是英国统计学家皮尔逊(K.Pearson)提出的一种应用范围较广的计数资料的假设检验方法,主要用于推断两个或多个总体率或构成比之间有无差异。

第一节 四格表资料 χ^2 检验

例 9-1 为了解吲达帕胺片治疗原发性高血压的疗效,将 70 名高血压患者随机分为两组,试验组用吲达帕胺片加辅助治疗,对照组用安慰剂加辅助治疗,观察结果见表 9-1,试分析吲达帕胺片治疗原发性高血压的有效性。

表 9-1 两种疗法治疗原发性高血压的疗效

组别	有效	无效	合计	有效率/%
试验组	21(15.23)a	5(10.77)b	26($a+b$)	80.77
对照组	20(25.77)c	24(18.23)d	44($c+d$)	45.45
合计	41($a+c$)	29($a+c$)	70(n)	58.57

87

本例为两样本率比较的资料,表 9-1 中的数字 a、b、c、d 是该表的基本数据,其余数据都是由这四个基本数据推算出来的,故此资料称为四格表资料。

一、四格表资料 χ^2 检验的基本思想

四格表资料 χ^2 检验的检验统计量为 χ^2。其基本公式为:

$$\chi^2 = \sum \frac{(A-T)^2}{T}, \quad \nu = 1 \qquad \text{式 9-1}$$

式 9-1 中,A 为实际频数,如表 9-1 中的四个基本数据,T 为理论频数。理论频数 T 是根据检验假设 $H_0: \pi_1 = \pi_2$ 确定的,其中 π_1 和 π_2 分别为两组的总体率。例 9-1 中,无效假设 H_0 是试验组与对照组治疗原发性高血压的总体有效率相等,均等于合计的有效率 58.57%。按照这一假设,试验组的 26 例原发性高血压病患者中的理论有效人数应为 (26×41)/70=15.23,无效人数应为 (26×29)/70=10.77;同理,对照组的 44 例原发性高血压病患者中的理论有效人数应为 (44×41)/70=25.77,无效人数应为 (44×29)/70=18.23。由此可得出理论频数 T 的计算公式为:

$$T_{RC} = \frac{n_R n_C}{n} \qquad \text{式 9-2}$$

式 9-2 中,T_{RC} 为第 R 行(row)第 C 列(column)的理论频数。例如,第一行第一列的理论频数计为 T_{11},第二行第一列的理论频数计为 T_{21},依此类推。n_R 为相应行的合计,n_C 为相应列的合计,n 为总例数。

由式 9-1 可以看出:χ^2 检验反映了实际频数与理论频数的吻合程度。若检验假设 H_0 成立,实际频数与理论频数的差值会小,则 χ^2 也会小;反之,若检验假设 H_0 不成立,实际频数与理论频数的差值会大,则 χ^2 也会大。同时,χ^2 的大小还取决于 $\frac{(A-T)^2}{T}$ 个数的多少(严格地说是自由度 ν 的大小),χ^2 检验的自由度 ν 取决于可以自由取值的格子数目,而不是样本含量 n。计算公式为:

$$\nu = (\text{行数} -1)(\text{列数} -1), \quad \text{即} (R-1)(C-1) \qquad \text{式 9-3}$$

四格表资料只有 2 行 2 列,故 $\nu = (R-1)(C-1) = (2-1) \times (2-1) = 1$,即在周边合计数固定的情况下,四个格子数据当中只有一个可以自由取值。由于各 $\frac{(A-T)^2}{T}$ 皆是正值,故自由度 ν 愈大,χ^2 也会愈大;所以只有考虑了自由度 ν 的影响,χ^2 才能正确地反映实际频数 A 和理论频数 T 的吻合程度。

χ^2 检验时,要根据自由度 ν 查 χ^2 分布界值表,确定检验水准 α,当 $\chi^2 \geqslant \chi^2_{\alpha,\nu}$ 时,$P \leqslant \alpha$,拒绝 H_0,接受 H_1;当 $\chi^2 < \chi^2_{\alpha,\nu}$ 时,$P > \alpha$,不拒绝 H_0。因此,对于四格表资料,只要根据式 9-2 计算出一个理论值 T_{RC} 后,其他 3 个理论值可用周边合计数减去相应的理论值

T 得出。例如 9-1 中，$T_{11}=(26\times41)/70=15.23$，$T_{12}=26-15.23=10.77$，$T_{21}=41-15.23=25.77$，$T_{22}=29-10.77=18.23$。

现以例 9-1 为例说明 χ^2 检验的基本步骤。

（1）建立检验假设，确定检验水准。

H_0：试验组与对照组的总体有效率相等，即 $\pi_1=\pi_2$。

H_1：试验组与对照组的总体有效率不相等，即 $\pi_1\neq\pi_2$。

$\alpha=0.05$。

（2）计算检验统计量 χ^2。

按式 9-2 计算 T_{11}，然后用减法计算 T_{12}、T_{21}、T_{22}：

$$T_{11}=(26\times41)/70=15.23$$
$$T_{12}=26-15.23=10.77$$
$$T_{21}=41-15.23=25.77$$
$$T_{22}=29-10.77=18.23$$

按式 9-1 计算 χ^2 值：

$$\chi^2=\sum\frac{(A-T)^2}{T}=\frac{(21-15.23)^2}{15.23}+\frac{(5-10.77)^2}{10.77}+\frac{(20-25.77)^2}{25.77}+\frac{(24-18.23)^2}{18.23}=8.40$$

（3）确定 P 值，作出统计推断。

以 $\nu=1$ 查 χ^2 分布界值表（附表 7），得 $\chi^2_{0.05,1}=3.84$，本例 $\chi^2=8.40>\chi^2_{0.05,1}$，$P<0.05$。按 $\alpha=0.05$ 的水准，拒绝 H_0，接受 H_1，两组差异具有统计学意义，可认为两组治疗原发性高血压的总体有效率不等，即可认为吲达帕胺片治疗原发性高血压优于对照组。

二、四格表资料 χ^2 检验的专用公式

在对两样本率比较时，当总例数 $n\geq40$ 且所有格子的 $T\geq5$ 时，可用式 9-1 的基本公式。实际应用时，为省去计算理论频数的步骤，简化计算公式，也可用式 9-4 的专用公式计算检验统计量 χ^2。

$$\chi^2=\frac{(ad-bc)^2n}{(a+b)(c+d)(a+c)(b+d)} \qquad 式\ 9\text{-}4$$

式 9-4 中，a、b、c、d 为四格表的实际频数；$(a+b)(c+d)(a+c)(b+d)$ 是周边合计数；n 为总例数，$n=a+b+c+d$。

仍以例 9-1 资料为例，用式 9-4 计算 χ^2，得：

$$\chi^2=\frac{(ad-bc)^2n}{(a+b)(c+d)(a+c)(b+d)}=\frac{(21\times24-5\times20)^2\times70}{26\times44\times41\times29}=8.40$$

此计算与式 9-1 的计算结果相同。

三、四格表资料 χ^2 检验的校正公式

χ^2 分布界值表的依据是 χ^2 分布,其分布是连续型分布,而实际频数(A)是计数资料,是不连续的。因此,用式 9-1 计算的 χ^2 查表所得的概率(P)偏小,特别是对自由度 $\nu=1$ 的四格表资料的影响更大。为此,英国统计学家 F.Yates(1934 年)提出了连续性校正法。其校正公式为:

$$\chi_c^2 = \sum \frac{(|A-T|-0.5)^2}{T} \qquad \text{式 9-5}$$

$$\chi_c^2 = \frac{(|ad-bc|-n/2)^2 n}{(a+b)(c+d)(a+c)(b+d)} \qquad \text{式 9-6}$$

式 9-5 和式 9-6 分别是对式 9-1 和式 9-4 的校正。在实际工作中,对于四格表资料,通常规定为:

(1) 当 $n \geq 40$ 且所有的 $T \geq 5$ 时,用四格表资料 χ^2 检验的基本公式或专用公式。

(2) 当 $n \geq 40$ 但有 $1 \leq T < 5$ 时,用四格表资料 χ^2 检验的校正公式。

(3) 当 $n < 40$ 或 $T < 1$ 时,用四格表资料的 Fisher 确切概率法。

例 9-2 某年某厂对从事两个工种的工人作胃溃疡患病情况抽样调查,获得资料见表 9-2。试分析能否认为从事甲乙两工种的职工胃溃疡患病率不同。

表 9-2 甲乙两工种工人胃溃疡患病情况

工种	患病数	未患病数	合计	患病率/%
甲	20(16.82)	54(57.18)	74	27.03
乙	0(3.18)	14(10.82)	14	0
合计	20	68	88	22.73

本例的 χ^2 检验步骤为:

(1) 建立检验假设,确定检验水准。

H_0:两工种工人胃溃疡患病率相同,即 $\pi_1 = \pi_2$。

H_1:两工种工人胃溃疡患病率不相同,即 $\pi_1 \neq \pi_2$。

$\alpha = 0.05$。

(2) 计算检验统计量 χ^2。

本例 $n=88>40$,有 1 个格子 $T=3.18$,为 $1<T<5$,应采用校正公式计算 χ_c^2。

$$\chi_c^2 = \frac{(|ad-bc|-n/2)^2 n}{(a+b)(c+d)(a+c)(b+d)} = \frac{(|20 \times 14 - 54 \times 0|-88/2)^2 \times 88}{74 \times 14 \times 20 \times 68} = 3.48$$

(3) 确定 P 值,作出统计推断。

以 $\nu=1$ 查 χ^2 分布界值表(附表 7),得 $\chi^2_{0.05,1}=3.84$,本例 $\chi^2_c=3.48<\chi^2_{0.05,1}$,$P>0.05$。按 $\alpha=0.05$ 的水准,不拒绝 H_0,两组差异无统计学意义,尚不能认为两工种工人胃溃疡患病率不同。

本例若用未校正公式计算 χ^2,得 $\chi^2=4.90$,$P<0.05$,判断两工种工人胃溃疡患病率不同,结论与上述判断相反。

 知识拓展

Fisher 确切概率法

当 $n<40$ 或 $T<1$ 时,需用四格表资料的 Fisher 确切概率法。该法是由费希尔 (R.A.Fisher)(1934 年)提出的,其理论依据是超几何分布,并非 χ^2 检验的范畴,但常作为四格表资料假设检验的补充。该法是在四格表周边合计数固定不变的条件下,计算表内 4 个实际频数变动时的各种组合之概率 P_i;再按检验假设用单侧或双侧的累计概率 P,依据所取的检验水准 α 作出推断。

第二节　配对四格表资料 χ^2 检验

例 9-3　某实验室分别用乳胶凝集法和免疫荧光法对 58 名可疑系统红斑狼疮患者血清中抗核抗体进行测定,结果见表 9-3。试分析两种方法的检测结果有无差异。

表 9-3　两种方法的检测结果

免疫荧光法	乳胶凝集法		合计
	+	−	
+	11(a)	12(b)	23
−	2(c)	33(d)	35
合计	13	45	58

本例为配对设计的计数资料。计数资料的配对设计常用于两种检验方法、培养方法、诊断方法的比较。其特点是对样本中各观察单位分别用两种方法处理,然后观察两种处理方法的某两分类变量的计数结果。

观察结果有四种情况,可整理成表 9-3 的形式。①两种检测方法皆为阳性数(a)。②两种检测方法皆为阴性数(d)。③免疫荧光法为阳性,乳胶凝集法为阴性数(b)。④乳胶凝集法为阳性,免疫荧光法为阴性数(c)。其中,a,d 为两法观察结果一致的两种情况,b,c 为两法观察结果不一致的两种情况。

当两种处理方法无差异时,对总体有 $B=C$,即两总体率相等 $\pi_1=\pi_2$。由于在抽样研究中抽样误差是不可避免的,样本中的 b 和 c 往往不等 $(b \neq c$,等价于两样本率不等 $p_1 \neq p_2)$。为此,需进行假设检验。其检验统计量为:

$$\chi^2 = \frac{(b-c)^2}{b+c}, \quad \nu = 1 \qquad\qquad 式\ 9\text{-}7$$

$$\chi_c^2 = \frac{(|b-c|-1)^2}{b+c}, \quad \nu = 1 \qquad\qquad 式\ 9\text{-}8$$

式 9-7 用于 $b+c \geq 40$ 时,式 9-8 用于 $b+c < 40$ 时。值得注意的是,该法一般用于样本含量不太大的资料。因本法仅考虑了两法结果不一致的两种情况(b,c),而未考虑样本含量 n 和两法结果一致的两种情况(a,d)。所以,当 n 很大且 a 与 d 的数值很大(即两法的一致率较高),b 与 c 的数值相对较小时,即便是检验结果有统计学意义,其实际意义往往也不大。

本例的 χ^2 检验步骤为:

(1) 建立检验假设,确定检验水准。

H_0:两种方法的检测结果相同,即 $B=C$。

H_1:两种方法的检测结果不相同,即 $B \neq C$。

$\alpha = 0.05$。

(2) 计算检验统计量 χ^2。

本例 $b+c=14<40$,用式 9-8 计算检验统计量 χ_c^2。

$$\chi_c^2 = \frac{(|b-c|-1)^2}{b+c} = \frac{(|12-2|-1)^2}{12+2} = 5.79$$

(3) 确定 P 值,作出统计推断。

以 $\nu=1$ 查 χ^2 分布界值表(附表 7),得 $\chi_{0.05,1}^2=3.84$,本例 $\chi_c^2=5.79>\chi_{0.05,1}^2$,$P<0.05$。按 $\alpha=0.05$ 的水准,拒绝 H_0,接受 H_1,两种方法差异具有统计学意义,可认为两种方法的检测结果不同,即可认为免疫荧光法的阳性检测率较高。

第三节　R×C 表资料 χ^2 检验

本节介绍的 $R \times C$(行 × 列)表资料 χ^2 检验,用于多个样本率或多个构成比的比较。

一、R×C 表资料 χ^2 检验公式

$R \times C$ 表资料 χ^2 检验与四格表 χ^2 检验的原理相同,即通过实际频数与理论频数相比较得到 χ^2,只是计算公式中需要有 $R \times C$ 个比较项。其基本公式为:

$$\chi^2 = n\left(\sum \frac{A^2}{n_R n_C} - 1\right), \quad \nu = (R-1)(C-1) \qquad \text{式 9-9}$$

例 9-4　某医院用三种方案治疗急性无黄疸型病毒肝炎 254 例,观察结果见表 9-4。问三种方案的有效率是否有差异?

表 9-4　三种方案治疗急性肝炎的效果

组别	有效	无效	例数	有效率/%
西药组	51	49	100	51.00
中药组	35	45	80	43.75
中西药结合组	59	15	74	79.73
合计	145	109	254	57.09

本例为三个样本率的比较,是 3×2 表资料,χ^2 检验步骤为:

(1) 建立检验假设,确定检验水准。

H_0:三种治疗方案的总体有效率相等,即 $\pi_1 = \pi_2 = \pi_3$。

H_1:三种治疗方案的总体有效率不全相等,即 π_1、π_2、π_3 不全相等。

$\alpha = 0.05$。

(2) 计算检验统计量 χ^2。

按式 9-9 计算 χ^2:

$$\chi^2 = n\left(\sum \frac{A^2}{n_R n_C} - 1\right) = 254 \times \left(\frac{51^2}{100 \times 145} + \frac{49^2}{100 \times 109} + \frac{35^2}{80 \times 145} + \frac{45^2}{80 \times 109} + \frac{59^2}{74 \times 145} + \frac{15^2}{74 \times 109} - 1\right)$$
$$= 22.81$$

$$\nu = (R-1)(C-1) = (3-1) \times (2-1) = 2$$

(3) 确定 P 值,作出统计推断。

以 $\nu=2$ 查 χ^2 分布界值表(附表 7),得 $\chi^2_{0.05,2} = 5.99$,本例 $\chi^2 = 22.81 > \chi^2_{0.05,2}$,$P < 0.05$。按 $\alpha = 0.05$ 的水准,拒绝 H_0,接受 H_1,三组差异具有统计学意义,可认为三种治疗方案的有效率不全相等。

二、R×C 表资料 χ^2 检验的注意事项

1. 一般认为 R×C 表资料中各格中的理论频数不应小于 1,并且 $1 \leq T < 5$ 的格子数不宜超过格子总数的 1/5。若出现上述情况,可通过以下方法解决:①最好是增加样本含量,使理论频数增大。②根据专业知识,考虑能否删去理论频数太小的行或列,能否将理论频数太小的行或列与性质相近的邻行或邻列合并。③改用双向无序 R×C 表资料的

Fisher确切概率法(略)。

2. 多个样本率比较,若所得统计推断为拒绝H_0,接受H_1时,只能认为各总体率之间总的来说有差异,但不能说明任何两个总体率之间均有差异。要进一步推断哪两两总体率之间有差异,需进一步做多个样本率的多重比较。

3. 医学期刊中常见这样的情况:不管$R \times C$表资料中的两个分类变量是有序还是无序,均用χ^2检验分析,这种做法是不妥的。对于有序的$R \times C$表资料不宜用χ^2检验,因为$R \times C$表资料χ^2检验与分类变量的顺序无关,当有序变量的$R \times C$表资料中的分类顺序固定不变时,无论将任何两行(或两列)频数互换,所得χ^2值皆不变,其结论相同,这显然是不妥的。因此在实际应用中,对于$R \times C$表资料要根据其分类类型和研究目的选用恰当的检验方法。

章末小结

χ^2检验是一种应用范围较广的计数资料的假设检验方法,该方法主要用于推断两个或多个总体率或构成比之间有无差异。本章学习重点是根据资料的性质和特点正确选择四格表资料、配对四格表资料χ^2检验的公式,以及自由度的计算方法。学习难点是$R \times C$表资料χ^2检验的注意事项。在学习过程中应注意比较χ^2检验基本公式、专用公式、连续校正公式的区别,准确把握好应用的注意事项。

(杜　宏)

思考与练习

1. 表9-5为两种疗法对小儿单纯消化不良治愈率比较。试分析有无差异。

表9-5　两种疗法对小儿单纯消化不良治愈率比较

疗法	痊愈人数	未愈人数	合计	治愈率/%
甲法	26	7	33	78.78
乙法	36	2	38	94.74
合计	62	9	71	87.32

2. 某疾病预防控制中心在中小学中观察三种矫治近视眼措施的疗效,近期疗效数据见表9-6,请填空白处内容。作者结论为"近期疗效要以夏天无眼药水为最好,保健操次之,新医疗法最差"。试对此结论作出评价。

表 9-6　三种矫治近视眼措施的近期疗效

矫治方法	观察例数	有效例数	近期有效率/%
夏天无眼药水	135	（　）	37.78
新医疗法	32	（　）	18.75
眼保健操	18	（　）	27.78

3. 某胸科医院,同时用甲、乙两法测定 202 份痰标本中的抗酸杆菌,结果见表 9-7。试分析甲、乙两法的检出率有无差异。

表 9-7　甲、乙两法检测痰标本中的抗酸杆菌结果

甲法	乙法		合计
	+	−	
+	49	25	74
−	21	107	128
合计	70	132	202

第十章 | 非参数秩和检验

10章 数字内容

学习目标

1. 具有统计分析思维,能更好地阅读医学文献。
2. 掌握配对设计资料的符号秩和检验和两独立样本比较的秩和检验。
3. 熟悉多个独立样本比较的秩和检验。
4. 能运用非参数秩和检验的统计分析方法。

前面介绍的 t 检验、方差分析、χ^2 检验等假设检验方法,通常都是在总体分布已知的情况下对参数进行的检验,即参数检验(parametric test)方法。但在实际中,有些资料总体分布类型未知,或者不符合参数检验的应用条件,这时可以使用一种不依赖于总体分布类型的检验,即在应用中可以不考虑被研究对象为何种分布,检验假设中没有包括总体参数,也不对总体参数做统计推断的假设检验方法,即非参数检验(nonparametric test)方法。

非参数检验的方法很多。本章仅介绍基于秩次比较的秩和检验。这种方法通常适用于下述资料:①总体分布类型未知或非正态分布数据;②有序分类变量或等级资料;③数据两端无确定的数值。

非参数检验方法的优点是适用范围广,而且收集资料、统计分析比较简单,但由于这种方法只是利用了数据的秩次信息,就降低了检验效能,即第二类错误的概率 β 增大。因此,适合参数检验条件的资料,应首选参数检验,当数据不满足参数检验的条件时,才应选择非参数检验方法。

第一节 配对设计资料的符号秩和检验

配对资料的秩和检验或配对符号秩和检验即 Wilcoxon 符号秩和检验,适用于不满足 t 检验条件的配对设计的计量资料、等级资料和其他不能精确测量的资料。目的是推断配对资料的差值是否来自中位数为零的总体。其基本思想:假定两种处理效应相同,则差值的总体分布对称,总体中位数为0,即样本的正负秩和的绝对值应相近;相反,若两种处理效应不同,则差值的总体中位数不为0,中位数偏离0越明显,样本的正负秩和的绝对值就会相差越大,原假设H_0成立的可能性也就越小。

本节以例10-1资料为例介绍Wilcoxon符号秩和检验基本步骤。

例10-1 某调查员为测定水中的锰含量(mg/L),随机抽取8个水样,分别用极谱法和分光光度法测定水中锰含量(mg/L),检测结果如表10-1所示。

表10-1 两种方法测定水中锰含量结果

单位:mg/L

样本号 (1)	极谱法 (2)	分光光度法 (3)	$d=(2)-(3)$ (4)	秩次 (5)
1	0.33	0.32	0.01	1
2	0.36	0.32	0.04	4
3	0.17	0.49	−0.32	−8
4	0.35	0.32	0.03	3
5	0.16	0.14	0.02	2
6	0.24	0.37	−0.13	−7
7	0.71	0.62	0.09	6
8	0.09	0.07	0.05	5
合计			$T_+=21$	$T_-=15$

假设检验步骤为:

(1) 建立检验假设,确定检验水准。

H_0:两种方法测定水中锰含量差值的总体中位数为零,即$M_d=0$。

H_1:两种方法测定水中锰含量差值的总体中位数不为零,即$M_d \neq 0$。

$\alpha=0.05$。

(2) 计算检验统计量T。

1) 求差值d:见表10-1(4)栏。

2) 编秩:按差值的绝对值大小由小到大编秩,再根据差值的正负给秩次加上正负号;若遇差值为0,舍去不计,例数n相应减少;若差值的绝对值相等,取其平均秩次。

3) 求秩和,确定统计量T:分别求正负秩和T_+和T_-(见表10-1),T_+和T_-之和应等于$n(n+1)/2$。任取其一为统计量。本例$T_+=21$,$T_-=15$,总秩和为36,$n(n+1)/2=36$,表明秩和计算无误。取$T=21$或$T=15$。

(3) 确定 P 值,作出统计推断。

当 $n \leq 50$ 时,根据 n 和 T 可查配对比较的符号秩和检验 T 界值表(附表 8),若检验统计量 T 值在上下界值范围内,则 P 值大于表上方对应的概率水平;若 T 值在上下界值范围外,则 P 值小于表上方对应的概率水平。本例 $n=8$,查配对比较的符号秩和检验 T 界值表(附表 8),得 $T_{0.05(8)}=3{\sim}33$,$T=21$ 或 $T=15$ 在界值范围内,故 $P>0.05$,按 $\alpha=0.05$ 水准,不拒绝 H_0,差异无统计学意义,尚不能认为两种方法测定水中锰含量有差异。

当 $n>50$ 时,超出了 T 界值表范围,可利用秩和分布的近似正态法进行检验。已知在原假设 H_0 成立时,近似地有公式:

$$z = \frac{|T-n(n+1)/4|-0.5}{\sqrt{n(n+1)(2n+1)/24}}$$
式 10-1

其中 0.5 为连续性校正数,z 近似服从标准正态分布。

当相同秩次较多时,z 值偏小,应采用校正公式。

$$z_c = \frac{|T-n(n+1)/4|-0.5}{\sqrt{n(n+1)(2n+1)/24-\sum(t_j^3-t_j)/48}}$$
式 10-2

其中 t_j 为第 j 个相同秩次(即平均秩次)的个数,假定有 3 个秩次为 2,5 个秩次为 8,故有 $t_1=3$,$t_2=5$,则:

$$\sum(t_j^3-t_j) = (t_1^3-t_1)+(t_2^3-t_2) = (3^3-3)+(5^3-5) = 126$$

例 10-2 对 28 名患有慢性病的老年人实行社区健康教育指导,3 个月后,按照行为改变情况好转程度依次给予 +3、+2、+1;行为改变情况较差程度依次给予分数 -1、-2、-3;没有变化给予 0 分。数据如表 10-2 所示,试对此项指导的结果进行评价。

表 10-2 实行健康教育指导 3 个月后行为改变情况的变化程度

变化分数	人数	变化分数	人数
+3	4	−1	4
+2	5	−2	2
+1	6	−3	2
0	5		

假设检验步骤为:

(1) 建立检验假设,确定检验水准。

H_0:前后变化分数的总体中位数为零,即 $M_d=0$。

H_1:前后变化分数的总体中位数不为零,即 $M_d \neq 0$。

$\alpha=0.05$。

（2）编秩次，计算统计量 T。

设变化分数的绝对值为 d，编秩及正负秩和计算结果如表 10-3 所示。

表 10-3　实行健康教育指导 3 个月后行为改变情况

d	频数			秩次范围	平均秩次	负秩和	正秩和
	−	+	总和				
(1)	(2)	(3)	(4)	(5)	(6)	(7) = (2)×(6)	(8) = (3)×(6)
1	4	6	10	1~10	5.5	22	33
2	2	5	7	11~17	14	28	70
3	2	4	6	18~23	20.5	41	82
合计	8	15	23	—	—	$T_-=91$	$T_+=185$

（3）确定 P 值，作出统计推断。

查 T 界值表（附表 8），得 $T_{0.05(23)}$ 为 73~203，$T=T_-=91>73$，T 值落在上下界值之间，故 $P>0.05$，按 $\alpha=0.05$ 水准，不拒绝 H_0，差异无统计学意义，即对患慢性病的老年人，实行健康教育指导 3 个月后，尚不能认为对行为改善有显著效果。

本例若用近似正态法计算，由于相同秩次较多，用校正公式 10-2 得：

$$z_c = \frac{|T-n(n+1)/4|-0.5}{\sqrt{n(n+1)(2n+1)/24-\sum(t_j^3-t_j)/48}}$$

$$= \frac{|91-23\times(23+1)/4|-0.5}{\sqrt{23\times(23+1)(2\times23+1)/24-[(10^3-10)+(7^3-7)+(6^3-6)]/48}} = 1.44$$

本例 $z_c=1.44<1.96$，$P>0.05$，按 $\alpha=0.05$ 的检验水准，不拒绝 H_0，结果同前。

第二节　两独立样本比较的秩和检验

对于数值变量资料，如果两个样本分别来自方差相等的正态分布总体的假设成立，则可以使用 t 检验比较两样本均数的差异是否具有统计学意义；否则采用非参数秩和检验更为合适。本节介绍 Wilcoxon 秩和检验，其目的是判断两样本所代表的总体分布位置是否不同。

一、查 表 法

例 10-3　某医生观察某抗癌新药治疗小鼠移植性肿瘤的疗效,以生存日数作为观察指标,实验结果见表 10-4。问实验组和对照组小鼠生存日数(d)有无差异?

表 10-4　某抗癌新药治疗移植性肿瘤后小鼠的生存日数

实验组		对照组	
时间/d	秩次	时间/d	秩次
12	5	2	1
15	7	3	2
18	9	5	3
29	12.5	12	5
38	17	12	5
42	18	17	8
46	19	20	10
47	20	24	11
56	21	29	12.5
60	22	30	14
		32	15
		33	16
$n_1=10$	$T_1=150.5$	$n_2=12$	$T_2=102.5$

假设检验步骤为:

(1) 建立检验假设,确定检验水准。

H_0:两总体分布相同,即实验组和对照组的生存日数总体分布相同。

H_1:两总体分布不相同,即实验组和对照组的生存日数总体分布不同。

$\alpha=0.05$。

(2) 计算检验统计量 T。

1) 统一编秩:将两样本 22 个数据由小到大统一编秩,结果见表 10-4。排序时如有相同数据,取其平均秩次。本例中两组有两个相同的观察值 12(原秩次分别为 4、5、6)与 29(原秩次分别为 12、13),所以取平均秩次分别为 5 和 12.5。

2）求秩和：将两组数据的秩次分别求和，本例两组的秩和分别为 150.5 和 102.5。

3）确定统计量 T：若两组例数相同，任取一组的秩和作为统计量；若两组例数不同，则以例数较小者对应的秩和作为统计量。本例中两组例数分别为 10 和 12，取较小者为 $n_1=10$，$T=T_1=150.5$。

（3）确定 P 值，做出推断结论。

当 $n_1 \leq 10$，$n_2-n_1 \leq 10$ 时，查两样本比较的 T 界值表（附表 9），先从表的左侧查 n_1（两样本量较小者），本例为 10；再从表上方找到两样本量的差（n_2-n_1），本例 $n_2-n_1=2$，二者交叉处所对应的 4 行界值即为不同概率水平的 T 的临界值。将检验统计量 T 值与 T 的临界值逐行作比较，如果 T 值在界值范围内，则 P 值大于表上方的概率水平；若 T 值等于界值或在界值范围外，则 P 值等于或小于表上方的概率水平。本例 T 的双侧临界值范围为 84~146，检验统计量 $T=150.5$，超出范围，故 $P<0.05$，按 $\alpha=0.05$ 水准，拒绝 H_0，接受 H_1，差异具有统计学意义，可认为实验组和对照组的小鼠生存日数总体分布不同，实验组的小鼠生存日数比对照组长，即该抗癌新药治疗小鼠移植性肿瘤有效。

二、正态近似法

假定 $n_1 \leq n_2$，若 n_1 和 n_2-n_1 超出 T 界值表的范围，统计量 z 近似服从标准正态分布，可按正态近似检验。检验公式为：

$$z = \frac{|T-n_1(N+1)/2|-0.5}{\sqrt{n_1 n_2(N+1)/12}} \qquad \text{式 10-3}$$

其中 $N=n_1+n_2$。

当相同秩次较多时（尤其等级资料），采用如下校正公式：

$$z_c = \frac{|T-n_1(N+1)/2|-0.5}{\sqrt{\dfrac{n_1 n_2}{12N(N-1)}\left[N^3-N-\sum(t_j^3-t_j)\right]}} \qquad \text{式 10-4}$$

其中 t_j 为相同秩次的个数，计算方法同前。

上述公式的基本思想是：如果 H_0 成立，即两个样本来自分布相同的两个总体，由于抽样误差的存在，统计量 T 与总体的平均秩和 $n_1(N+1)/2$ 应该相差不大；当 T 与 $n_1(N+1)/2$ 相差太大时，超过了抽样误差可以解释的范围，则有理由怀疑 H_0 的正确性，从而拒绝 H_0。

例 10-4　某医生用某种药物治疗 22 例 1 型糖尿病患者和 20 例 2 型糖尿病患者，结果见表 10-5。试分析该药物对两型糖尿病的疗效有无差异。

表 10-5　某种药物治疗两型糖尿病的疗效比较

等级 (1)	1型 糖尿病 (2)	2型 糖尿病 (3)	合计 (4)	秩次 范围 (5)	平均 秩次 (6)	秩和	
						1型糖尿病 (7)=(2)×(6)	2型糖尿病 (8)=(3)×(6)
无效	2	7	9	1~9	5	10	35
好转	9	9	18	10~27	18.5	166.5	166.5
显效	11	4	15	28~42	35	385	140
合计	22(n_2)	20(n_1)	42	—	—	561.5(T_2)	341.5(T_1)

假设检验步骤为:

(1) 建立检验假设,确定检验水准。

H_0:某种药物治疗两型糖尿病疗效的总体分布相同。

H_1:某种药物治疗两型糖尿病疗效的总体分布不同。

$\alpha=0.05$。

(2) 计算检验统计量 T。

1) 求各等级的秩次范围:将两组数据统一按等级顺序由小到大编秩次。先计算各等级的合计数,等级顺序按合计数确定秩次范围。本例见表 10-5,在第(4)栏各等级合计的基础上,确定各等级的秩次范围。

2) 求各等级的平均秩次:将秩次范围的上下限相加除以2即得平均秩次。在第(5)栏各等级秩次范围的基础上,算出各等级的平均秩次。如表中无效的平均秩次=(1+9)/2=5。

3) 求秩和:以各等级的平均秩次分别与各组各等级的相应例数相乘,再求和,得到各组的秩和 T_1 与 T_2。见第(7)与(8)栏。$T_1=341.5$,$T_2=561.5$。

4) 确定统计量 T:本例 $n_1=20$,超出了两独立样本比较 T 界值表的范围,需用正态近似检验,按式 10-4 计算,得:

$$z_c = \frac{\left| T - \dfrac{n_1(N+1)}{2} \right| - 0.5}{\sqrt{\dfrac{n_1 n_2}{12N(N-1)}\left[N^3 - N - \sum (t_j^3 - t_j) \right]}}$$

$$= \frac{\left| 341.5 - 20 \times (42+1)/2 \right| - 0.5}{\sqrt{\dfrac{20 \times 22}{12 \times 42 \times (42-1)}\left[42^3 - 42 - (9^3 - 9 + 18^3 - 18 + 15^3 - 15) \right]}} = 2.38$$

(3) 确定 P 值,作出统计推断。

由 $z_c=2.38>1.96$,故 $P<0.05$,按照 $\alpha=0.05$ 检验水准,拒绝 H_0,接受 H_1,差异具有统计学意义,可认为该药治疗两型糖尿病的疗效分布不同,即该药治疗 1 型糖尿病的疗效较好。

第三节　多个独立样本比较的秩和检验

多个独立样本均数比较时,若样本数据总体服从正态分布且方差具有齐性时,应采用方差分析,当资料不满足方差分析的条件时,可以使用本节介绍的多个样本比较的 Kruskal-walis 秩和检验(Kruskal-Wallis test),又称为 H 检验,这种方法主要用于推断多个数值变量资料或多组有序分类资料的总体分布位置有无差异。

例 10-5　三种呼吸系统疾病患者痰液内嗜酸性粒细胞的检查结果见表 10-6。问三种疾病患者痰液内的嗜酸性粒细胞($\times 10^9$/L)有无差异?

表 10-6　三种呼吸系统疾病患者痰液内的嗜酸性粒细胞比较($\times 10^9$/L)

嗜酸性粒细胞 (1)	肺水肿 (2)	肺癌 (3)	支气管扩张 (4)	合计 (5)	秩次范围 (6)	平均秩次 (7)	秩和		
							肺水肿 (8)	肺癌 (9)	支气管扩张 (10)
-	3	5	0	8	1~8	4.5	13.5	22.5	0
+	5	7	2	14	9~22	15.5	77.5	108.5	31
++	5	3	9	17	23~39	31	155	93	279
+++	2	2	6	10	40~49	44.5	89	89	267
合计	15	17	17	49	—	—	335	313	577

假设检验步骤为:

(1) 建立检验假设,确定检验水准。

H_0:三种疾病患者痰液内的嗜酸性粒细胞总体分布相同。

H_1:三种疾病患者痰液内的嗜酸性粒细胞总体分布不全相同。

$\alpha=0.05$。

(2) 计算检验统计量 H。

1) 各自排序:先将各组数据分别由小到大排序。

2) 统一编秩:将各组数据按由小到大的顺序统一编秩,如有相同数据,取其平均秩次。

3) 求秩和:各组秩次分别相加得各组秩和 R_i,本例的秩和为 $R_1=335$,$R_2=313$,$R_3=577$(表 10-6)。

4) 计算检验统计量 H。

$$H = \frac{12}{N(N+1)} \sum \frac{R_i^2}{n_i} - 3(N+1)$$ 式 10-5

其中，$N=n_1+n_2+...n_k$ 为各组例数之和。本例 $N=49$，$R_1=335$，$R_2=313$，$R_3=577$，由此得到：

$$H = \frac{12}{N(N+1)} \sum \frac{R_i^2}{n_i} - 3(N+1) = \frac{12}{49\times(49+1)} \times \left(\frac{335^2}{15} + \frac{313^2}{17} + \frac{577^2}{17}\right) - 3\times(49+1) = 10.76$$

本例相同秩次较多，应使用校正公式：

$$H_c = \frac{H}{1 - \frac{\sum(t_j^3 - t_j)}{N^3 - N}}$$ 式 10-6

其中 t_j 为第 j 个相同秩次（即平均秩次）的个数，故：

$$H_c = \frac{10.76}{1 - \frac{8^3 - 8 + 14^3 - 14 + 17^3 - 17 + 10^3 - 10}{49^3 - 49}} = 2$$

(3) 确定 P 值，作出统计推断。

当组数 $k=3$ 且每组例数 $n_i \leqslant 5$ 时，可查 H 界值表（附表 10）得到 P 值；若组数 $k>3$ 或 $k=3$ 且最小样本例数 $n_i>5$ 时，H 近似地服从自由度为 $\nu=k-1$ 的 χ^2 分布，可查 χ^2 分布界值表（附表 7）得到 P 值。

本例 $k=3$ 且最小样本例数 $n_i>5$，H 服从 $\nu=k-1=3-1=2$ 的 χ^2 分布，查 χ^2 分布界值表（附表 7），得 $\chi^2_{0.05(2)}=5.99$，$H_c=2<\chi^2_{0.05(2)}$，故 $P>0.05$，按 $\alpha=0.05$ 水准，不拒绝 H_0，差异无统计学意义，尚不能认为三种疾病患者痰液内的嗜酸性粒细胞总体分布有差异。

章末小结　秩和检验是一种不依赖于总体分布，应用时可以不考虑所研究的对象为何种分布以及分布是否已知的假设检验方法，属于非参数检验方法。它与 t 检验、F 检验等使用条件不同，检验效率较低，因此，对于适于参数检验的资料，应该使用参数检验。秩和检验的特点适用范围广，比参数检验应用广泛，以编秩次为主，计算相应的统计量。计算较参数检验简便。本章学习重点是不同类型资料的秩和检验方法和步骤。学习难点是秩和检验的适用情况。在学习过程中注意非参数统计与参数统计的区别。

（王晓霞）

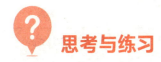

思考与练习

1. 8 名健康男子服用肠溶醋酸棉酚片前后的精液中精子浓度检查结果见表 10-7（服用时间 3 个月）。问服用肠溶醋酸棉酚片后精液中精子浓度（万/ml）有无下降？

表 10-7　8 名健康男子服用肠溶醋酸棉酚片前后的精液中精子浓度

单位：万/ml

编号	服药前	服药后	编号	服药前	服药后
1	6 000	660	5	6 000	6 300
2	22 000	5 600	6	6 500	1 200
3	5 900	3 700	7	26 000	1 800
4	4 400	5 000	8	5 800	2 200

(1) 这是什么资料？

(2) 该研究属于何种设计方案？

(3) 请写出统计分析步骤。

2. 分别对 8 名未患妊娠合并症的孕妇和 9 名患有妊娠合并症的孕妇进行葡萄糖耐受水平的测试，结果见资料。问两类孕妇的葡萄糖耐受能力是否不同？

两组孕妇葡萄糖耐受水平的测试结果

未患妊娠合并症组/(mmol·L^{-1})　122　110　119　135　117　133　127　141

患有妊娠合并症组/(mmol·L^{-1})　181　120　140　177　128　162　184　132　181

(1) 这是什么资料？

(2) 该研究属于何种设计方案？

(3) 请写出统计分析步骤。

3. 对正常、单纯性肥胖及皮质醇增多症三组人群的血浆皮质醇含量进行测定，其结果见表 10-8。问三组人的血浆皮质醇含量的差异有无统计学意义？

表 10-8　三组人群的血浆皮质醇测定值

单位：nmol/L

正常	单纯性肥胖	质醇增多症	正常	单纯性肥胖	质醇增多症
0.4	0.6	9.8	2.2	2.0	10.6
1.9	1.2	10.2	2.5	2.4	13.0

正常	单纯性肥胖	质醇增多症	正常	单纯性肥胖	质醇增多症
2.8	3.1	14.0	3.9	5.9	15.6
3.1	4.1	14.8	4.6	7.4	21.6
3.7	5.0	15.6	7.0	13.6	24.0

（1）这是什么资料？

（2）该研究属于何种设计方案？

（3）请写出统计分析步骤。

第十一章 | 线性相关与回归

11章 数字内容

第七章至第十章介绍的统计分析所研究的资料仅涉及一个变量,为单变量资料的统计分析方法,但在医学研究中常常会涉及两个变量间的关系,如人的身高与体重、体温与脉搏、年龄与血压、糖尿病患者的血糖与胰岛素水平之间的关系等。本章将研究两个变量间是否存在线性相关、关联方向和关联的密切程度,以及如何用一个变量来估计另一个变量等问题,即线性相关、秩相关及线性回归分析。

第一节 线 性 相 关

一、线性相关的概念

当两个变量之间存在着协同变化的规律性,但又非一一对应的函数关系,称为相关关系。如果这两个变量之间存在线性相关关系,称为线性相关(linear correlation)或简单相关(simple correlation)。线性相关用于分析双变量正态分布资料。散点图(scatter diagram)可以直观地说明线性相关的性质,具体可分为几种情况,如图 11-1。

1. 正相关(positive correlation) 各散点的分布呈椭圆形,Y 的取值随 X 的取值增加而

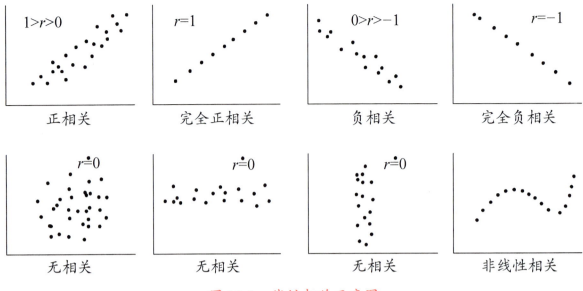

图 11-1　线性相关示意图

增加。散点的分布越集中,相关关系越密切,当各散点的分布完全在一条直线上时,称为完全正相关(perfect positive correlation)。

2. 负相关(negative correlation)　各散点的分布呈椭圆形,但 Y 的取值随 X 的取值增加而减少。散点的分布越集中,相关关系越密切,当各散点的分布完全在一条直线上时,称为完全负相关(perfect negative correlation)。

3. 无相关(zero correlation)　各散点的分布呈圆形或者呈与 X 轴或 Y 轴平行的近似直线,Y 的取值与 X 的取值互不影响,称为无相关。

4. 非线性相关(nonlinear correlation)　散点分布显示 X 与 Y 之间可能存在某种曲线相关,称为非线性相关。

在医学研究中,完全正相关或完全负相关的情况几乎不存在。线性相关的方向性和密切程度可以用相关系数来定量描述。

二、相关系数的意义和计算

1. 相关系数(correlation coefficient)　相关系数又称为积差相关系数,是描述具有线性相关关系的两个变量间相关关系的密切程度及相关方向的统计指标。样本相关系数用符号 r 表示,总体相关系数用符号 ρ 表示。

相关系数没有度量衡单位,其数值范围为 $-1 \leqslant r \leqslant 1$。$r$ 为正值时称为正相关,r 为负值时称为负相关,r 为零时称为无相关。当 $|r|$ 越接近 1,表示两变量间相关程度越强;$|r|$ 越接近 0 时,表示两变量间相关程度越弱。

2. 相关系数的计算　相关系数 r 的计算公式为:

$$r = \frac{\sum(X-\overline{X})(Y-\overline{Y})}{\sqrt{\sum(X-\overline{X})^2 \sum(Y-\overline{Y})^2}} = \frac{l_{XY}}{\sqrt{l_{XX}l_{YY}}} \qquad \text{式 11-1}$$

$$l_{XX} = \sum(X-\overline{X})^2 = \sum X^2 - \frac{(\sum X)^2}{n} \qquad \text{式 11-2}$$

$$l_{YY} = \sum(Y-\overline{Y})^2 = \sum Y^2 - \frac{(\sum Y)^2}{n} \qquad \text{式 11-3}$$

$$l_{XY} = \sum(X-\overline{X})(Y-\overline{Y}) = \sum XY - \frac{(\sum X)(\sum Y)}{n} \qquad \text{式 11-4}$$

式 11-1 至式 11-4 中，l_{XY} 表示 X 与 Y 的离均差积和，l_{XX} 表示 X 的离均差平方和，l_{YY} 表示 Y 的离均差平方和，n 为样本含量（对子数）。

例 11-1　从男青年总体中随机抽取 11 名男青年组成样本，分别测量每个男青年的身高和前臂长，均以 cm 为单位，数据见表 11-1。试计算身高与前臂长之间的相关系数。

表 11-1　11 名男青年身高与前臂长的测量结果

编号	身高/cm	前臂长/cm	编号	身高/cm	前臂长/cm
1	170	47	7	178	47
2	173	42	8	183	46
3	160	44	9	180	49
4	155	41	10	165	43
5	173	47	11	166	44
6	188	50			

例 11-1 的分析步骤如下所示：

（1）计算 XY, X^2, Y^2，并计算合计见表 11-2。

（2）代入式 11-2、式 11-3、式 11-4，得：

$$l_{XX} = \sum X^2 - \frac{(\sum X)^2}{n} = 326\,081 - \frac{189\,1^2}{11} = 1\,000.909$$

$$l_{YY} = \sum Y^2 - \frac{(\sum Y)^2}{n} = 22\,810 - \frac{500^2}{11} = 82.727$$

$$l_{XY} = \sum XY - \frac{(\sum X)(\sum Y)}{n} = 86\,185 - \frac{1\,891 \times 500}{11} = 230.455$$

代入式 11-1 得：

$$r = \frac{l_{XY}}{\sqrt{l_{XX}l_{YY}}} = \frac{230.455}{\sqrt{1\,000.909 \times 82.727}} = 0.800\,9$$

由计算结果可知,r 为正值,即 $0.800\,9$,可以认为男青年的前臂长与身高成正相关关系,且相关程度较高。

表 11-2　11 名男青年身高与前臂长相关系数计算表

编号	X(身高/cm)	Y(前臂长/cm)	XY	X^2	Y^2
1	170	47	7 990	28 900	2 209
2	173	42	7 266	29 929	1 764
3	160	44	7 040	25 600	1 936
4	155	41	6 355	24 025	1 681
5	173	47	8 131	29 929	2 209
6	188	50	9 400	35 344	2 500
7	178	47	8 366	31 684	2 209
8	183	46	8 418	33 489	2 116
9	180	49	8 820	32 400	2 401
10	165	43	7 095	27 225	1 849
11	166	44	7 304	27 556	1 936
合计	1 891	500	86 185	326 081	22 810

三、相关系数的假设检验

例 11-1 中计算所得 r 是样本相关系数,是总体相关系数 ρ 的估计值,由 r 值推断 ρ 需要进行相关系数的假设检验。常用 t 检验,计算公式为:

$$t = \frac{|r-0|}{S_r} = \frac{|r-0|}{\sqrt{\dfrac{1-r^2}{n-2}}}, \quad \nu = n-2 \qquad \text{式 11-5}$$

式 11-5 中,分母 S_r 为相关系数 r 的标准误,n 为样本含量。算得 t 值后查 t 界值表(附表 2),得 P 值,再根据 P 值的大小判断是否拒绝 H_0;也可以根据 r 值,直接查 r 界值表(附表 13),得 P 值,来判断是否拒绝 H_0。

例 11-2　对例 11-1 资料所得 r 值,检验男青年身高与前臂长是否存在线性相关关系。

(1) 建立检验假设,确定检验水准。

H_0: 身高与前臂长之间无线性相关关系,即 $\rho=0$。

H_1: 身高与前臂长之间有线性相关关系,即 $\rho \neq 0$。

$\alpha=0.05$。

(2) 计算检验统计量 t。

已知 $n=11$, $r=0.800\ 9$, 代入式 11-5 计算:

$$t=\frac{|r-0|}{\sqrt{\dfrac{1-r^2}{n-2}}}=\frac{|0.800\ 9-0|}{\sqrt{\dfrac{1-0.800\ 9^2}{11-2}}}=4.013,\quad \nu=n-2=11-2=9$$

(3) 确定 P 值,作出统计推断。

查 t 界值表(附表 2),得 $t_{0.05/2,9}=2.262$,本例 $t=4.013>t_{0.05/2,9}$,故 $P<0.05$,按 $\alpha=0.05$ 的检验水准,拒绝 H_0,接受 H_1,两组差异具有统计学意义,可以认为男青年身高与前臂长之间存在正线性相关关系;或查 r 界值表(附表 13),$r_{0.05/2,9}=0.602$,本例 $r=0.800\ 9>r_{0.05/2,9}$,故 $P<0.05$,结论相同。

第二节　秩　相　关

一、秩相关的概念

线性相关用于分析双变量正态分布资料,对于其他情况,如资料分布类型不明、偏态分布资料和有序分类变量资料等,要描述两变量的相关关系,可以采用秩相关(rank correlation)分析。秩相关也称为等级相关,可用于有序分类变量资料,描述变量间的关联程度和方向。这里主要介绍常用的 Spearman 秩相关(Spearman rank correlation)。

二、秩相关系数的意义和计算

1. 秩相关系数的意义　秩相关分析是将原始数据 X、Y 按数值从小到大排序编秩后,以秩次作为新的变量计算相关系数,即秩相关系数(rank correlation coefficient),样本秩相关系数以符号 r_s 表示,是说明两个变量间线性相关关系的密切程度及相关方向的统计量。总体秩相关系数用符号 ρ_s 表示。

与线性相关系数 r 一样,秩相关系数 r_s 没有度量衡单位,其取值范围为 $-1 \leqslant r_s \leqslant 1$。$r_s$ 为正值时表示正相关,r_s 值为负表示负相关,r_s 为零时表示无相关。当 $|r_s|$ 越接近 1,表示两变量间相关程度越强;$|r_s|$ 越接近 0 时,表示两变量间相关程度越弱。

2. 秩相关系数的计算　秩相关系数的计算公式为:

$$r_s = \frac{l_{pq}}{\sqrt{l_{pp} l_{qq}}}$$　式 11-6

$$l_{pq} = \sum pq - \frac{(\sum p)(\sum q)}{n}$$　式 11-7

$$l_{pp} = \sum p^2 - \frac{(\sum p)^2}{n}$$　式 11-8

$$l_{qq} = \sum q^2 - \frac{(\sum q)^2}{n}$$　式 11-9

式 11-6 至式 11-9,p、q 分别表示 X、Y 的秩次,n 为两变量的对子数。

例 11-3　在肝癌病因研究中,某地调查了 10 个地区肝癌死亡率(1/10 万)与某种食物中黄曲霉毒素相对含量(以最高含量为 10),资料见表 11-3 中 X 和 Y 两栏。试计算黄曲霉毒素相对含量与肝癌死亡率的秩相关系数。

表 11-3　10 个地区黄曲霉毒素相对含量与肝癌死亡率

单位:1/10 万

地区编号	黄曲霉毒素相对含量		肝癌死亡率		pq	p^2	q^2
	X	p	Y	q			
1	0.7	1	21.5	3	3	1	9
2	1.0	2	18.9	2	4	4	4
3	1.7	3	14.4	1	3	9	1
4	3.7	4	46.5	7	28	16	49
5	4.0	5	27.3	4	20	25	16
6	5.1	6	64.4	9	54	36	81
7	5.6	7	46.3	6	42	49	36
8	5.7	8	34.2	5	40	64	25
9	5.9	9	77.6	10	90	81	100
10	10.0	10	55.1	8	80	100	64
合计	—	55	—	55	364	385	385

秩相关分析的计算步骤如下：

（1）先将 X、Y 分别由小到大编秩次，见表 11-3 中 p 和 q 对应的两栏。在编秩过程中遇数字相同时求平均秩次。

（2）计算出 pq、p^2 和 q^2，计算所得数值见表 11-3。

（3）计算秩相关系数 r_s。

将表 11-3 对应的数值代入式 11-7、式 11-8、式 11-9 得：

$$l_{pq} = \sum pq - \frac{(\sum p)(\sum q)}{n} = 364 - \frac{55 \times 55}{10} = 61.5$$

$$l_{pp} = \sum p^2 - \frac{(\sum p)^2}{n} = 385 - \frac{55^2}{10} = 82.5$$

$$l_{qq} = \sum q^2 - \frac{(\sum q)^2}{n} = 385 - \frac{55^2}{10} = 82.5$$

$$r_s = \frac{l_{pq}}{\sqrt{l_{pp} l_{qq}}} = \frac{61.5}{\sqrt{82.5 \times 82.5}} = 0.745\ 5$$

由计算结果可知，本样本中秩相关系数 r_s 为正，即 0.745 5，可以认为黄曲霉毒素相对含量与肝癌死亡率之间成正相关关系，且相关程度较高。

三、秩相关系数的假设检验

例 11-3 中计算所得秩相关系数是样本相关系数 r_s，是总体秩相关系数 ρ_s 的估计值，由 r_s 推断 ρ_s 需要进行秩相关系数的假设检验。

当 $n \leq 50$ 时，可以根据 r_s 值，直接查 r_s 界值表（附表 14），得 P 值，来判断是否拒绝 H_0。

本例秩相关系数的假设检验具体步骤如下：

（1）建立检验假设，确定检验水准。

H_0：两变量间无相关关系，即 $\rho_s = 0$。

H_1：两变量间有相关关系，即 $\rho_s \neq 0$。

$\alpha = 0.05$。

（2）计算检验统计量 r_s，$r_s = 0.745\ 5$。

（3）确定 P 值，作出统计推断。

查 r_s 界值表（附表 14），得 $r_{0.05/2,10} = 0.648$，现 $r_s = 0.745\ 5 > r_{0.05/2,10}$，故 $P < 0.05$。按 $\alpha = 0.05$ 水准，拒绝 H_0，接受 H_1，差异具有统计学意义，可以认为黄曲霉毒素相对含量与肝癌死亡率之间存在正相关关系。

第三节 线 性 回 归

如果两个定量变量之间存在线性相关关系,我们不仅可以研究这两个变量之间线性关系的强度和方向,还可以通过可测或易测的变量对未知或难测的变量进行估计,以达到预测的目的。例如,用婴幼儿的月龄预测其体重,用身高或体重这些容易测量的指标来估计体表面积等相对难测的指标。这就是线性回归分析。

一、线性回归的概念

线性回归(linear regression)是分析两个定量变量间数量依存关系的统计分析方法。如果某一个变量随着另一个变量的变化而变化,并且它们的变化关系呈线性趋势,则可以采用直线回归方程来定量地描述它们之间的数量依存关系,这就是线性回归分析。

相关分析用于分析两个变量间的相互关系,回归分析用于分析一个变量对另一个变量的依赖关系。与线性相关分析不同的是,线性回归分析中两个变量的地位是不相同的,通常把一个变量称为自变量(independent variable),用 X 表示,另一个变量称为应变量或因变量(response variable),用 Y 表示。它们之间的关系是自变量影响因变量,或者说是因变量依赖于自变量,其中 X 可以是规律变化的或人为选定的非随机变量,也可以是随机变量,前者称为 I 型回归,后者称为 II 型回归。用来表示线性回归关系的直线方程称为线性回归方程(regression equation),一般形式为

$$\hat{Y}=a+bX \qquad \text{式 11-10}$$

式 11-10 中,X 是自变量,Y 是应变量,$\hat{Y}$ 是给定 X 时 Y 的估计值,a 是截距(intercept)或常数项,b 是回归系数(coefficient of regression),即回归方程的斜率。$b>0$ 时,Y 随 X 增加而增加,$b<0$ 时,Y 随 X 增加而减少。b 可以通过样本数据计算得到,计算公式为:

$$b=\frac{l_{XY}}{l_{XX}}=\frac{\sum(X-\overline{X})(Y-\overline{Y})}{\sum(X-\overline{X})^2}=\frac{\sum XY-\dfrac{(\sum X)(\sum Y)}{n}}{\sum X^2-\dfrac{(\sum X)^2}{n}} \qquad \text{式 11-11}$$

$$a=\overline{Y}-b\overline{X} \qquad \text{式 11-12}$$

式 11-11 和式 11-12 中,$\overline{Y}$ 和 $\overline{X}$ 分别为两个变量的均值。

二、线性回归方程的估计

例 11-4 利用例 11-1 资料,已知 11 名男青年的身高和前臂长存在线性相关关系。

现求身高和前臂长的线性回归方程。

（1）绘制散点图：如图 11-2 所示，男青年的身高和前臂长之间存在着明显的直线趋势，可以进一步考虑建立线性回归方程。

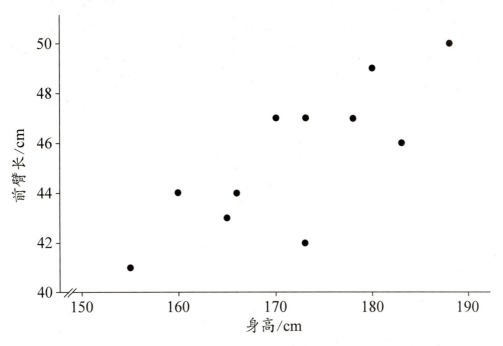

图 11-2　男青年的身高和前臂长之间关系散点图

（2）计算回归系数与常数项：由表 11-1 中数据计算。

$$\overline{X} = \frac{\sum X}{11} = \frac{1\,891}{11} = 171.909$$

$$\overline{Y} = \frac{\sum Y}{11} = \frac{500}{11} = 45.455$$

例 11-1 中已经算出：

$$l_{XX} = 1\,000.909$$

$$l_{XY} = 230.455$$

代入式 11-11 和式 11-12，得：

$$b = \frac{l_{XY}}{l_{XX}} = \frac{230.455}{1\,000.909} = 0.23$$

$$a = \overline{Y} - b\overline{X} = 45.455 - 0.23 \times 171.909 = 5.916$$

代入回归方程得：

$$\hat{Y} = 5.916 + 0.23X$$

(3) 作回归直线: 按上述回归方程, 在 $\bar{X}$ 实测值的范围内, 任取两个相距较远的点 $A(X_1, \hat{Y}_1)$ 和 $B(X_2, \hat{Y}_2)$, 连接 A、B 两点即得到回归直线。本例可取 $X_1=160$, 计算出 $\hat{Y}_1=42.72$; $X_2=170$ 计算出 $\hat{Y}_2=45.02$; 两点的连线即为所求的回归直线, 如图 11-3。

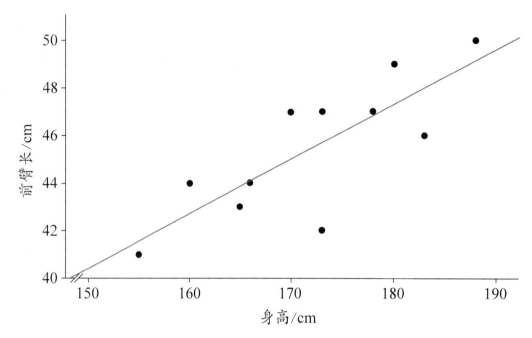

图 11-3　男青年的身高和前臂长回归直线

三、线性回归方程的假设检验

例 11-4 虽然已经建立好回归方程, 但还不能断定 X 与 Y 就存在线性回归关系, 这是因为计算得的 b 只是样本回归系数, 和其他统计量一样, 存在抽样误差, 由它来推断总体回归系数 β 需要进行线性回归方程的假设检验。常用 t 检验或方差分析进行假设检验。对于同一样本, 回归分析 t 检验与相关分析 t 检验等价, 以下介绍方差分析方法。

1. 回归方程检验方差分析　其基本思想是将应变量 Y 的总变异 $SS_{总}$ 分解为 $SS_{回归}$ 和 $SS_{剩余}$, 然后利用 F 检验来判断回归方程是否成立。$SS_{总}$ 即 $\sum(Y-\bar{Y})^2$, 为 Y 离均差平方和, 反映未考虑 X 与 Y 的回归关系时, Y 的变异; $\sum(\hat{Y}-\bar{Y})^2$ 称为回归平方和, 即可以用 Y 与 X 之间的线性关系解释的变异部分, 用 $SS_{回归}$ 表示; $\sum(Y-\hat{Y})^2$ 称为剩余平方和或残差平方和, 即 Y 除了受 X 的线性影响之外的其他随机因素影响的变异部分, 用 $SS_{剩余}$ 表示; 于是有 $SS_{总}=SS_{回归}+SS_{剩余}$。如果 X 与 Y 之间无线性回归关系, 则 $SS_{回归}$ 和 $SS_{剩余}$ 都只包含随机因素对 Y 的影响, 因此其均方 $MS_{回归}$, $MS_{剩余}$ 应近似相等, 如果二者差异较大, 并超出能够用随机波动解释的程度, 则认为回归方程具有统计学意义。

2. 回归方程检验的步骤　对例 11-4 数据建立的回归方程作方差分析进行假设检验。

(1) 建立检验假设,确定检验水准。

H_0: 男青年身高与前臂长无线性回归关系,即 $\beta=0$。

H_1: 男青年身高与前臂长有线性回归关系,即 $\beta \neq 0$。

$\alpha=0.05$。

(2) 计算检验统计量 F。

根据表 11-2 的数据进行计算,所得数据见表 11-4。

$$SS_{总} = \sum(Y-\bar{Y})^2 = \sum Y^2 - \frac{(\sum Y)^2}{n} = 22\,810 - \frac{500^2}{11} = 82.727$$

$$SS_{回归} = bl_{XY} = \frac{l_{XY}^2}{l_{XX}} = \frac{230.455^2}{1\,000.909} = 53.061$$

$$SS_{剩余} = SS_{总} - SS_{回归} = 29.666$$

$$F = \frac{MS_{回归}}{MS_{剩余}} = \frac{SS_{回归}/\nu_{回归}}{SS_{剩余}/\nu_{剩余}} = \frac{53.061/1}{29.666/10} = 17.89$$

表 11-4　例 11-4 资料的方差分析表

变异来源	SS	v	MS	F	P
总	82.727	11			
回归	53.061	1	53.061	17.89	<0.01
剩余	29.666	10	2.966 6		

(3) 确定 P 值,作出统计推断。

查 F 界值表(附表 4),$\nu_{回归}=1$,$\nu_{剩余}=10$,得 $F_{0.05(1,10)}=4.69$,本例 $F=17.89>F_{0.05(1,10)}$,$P<0.05$,按 $\alpha=0.05$ 水准,拒绝 H_0,接受 H_1,差异具有统计学意义,可以认为男青年身高与前臂长之间存在线性回归关系。

第四节　线性相关与回归分析应注意的问题

进行线性相关与回归分析时应注意以下问题:

1. 不要把相关的显著性程度误解为密切程度　由样本相关系数 r 值判断两变量的相关关系时,需要进行相关系数的假设检验。但不要把假设检验的显著性程度误解为相关关系的密切程度。对相关系数的假设检验来说,P 值越小,越有理由认为相关关系成立,但不表示相关关系越密切。相关关系的密切程度是由 r 的绝对值来反映的。

2. 相关关系不等于因果关系　不能因为两变量间的相关系数有统计学意义,就认为二者之间存在着因果关系,要证明两事物间确实存在因果关系,必须凭借专业知识加以阐明。医学中很多变量的数量变化可能只是表面上的伴随关系,或者由于相同的因素影响所致。

3. 相关分析前应大致了解两变量的分布情况　线性相关分析只适用于两个变量都服从正态分布的情形,所以在作相关分析前要大致了解两变量的分布情况。如果资料不服从正态分布,应先通过变量变换,使之近似正态化后计算相关系数。

4. 根据分析目的选择变量及统计方法　作回归分析时,如果两个有内在联系的变量之间存在因果关系,那么应该以原因变量为自变量 X,以结果变量为因变量 Y;如果变量之间因果关系难以确定,则应以易于测定或变异较小的为自变量 X。在回归分析中,自变量 X 既可以是正态随机变量,也可以是精确测量和严密控制的值,而因变量 Y 必须是来自正态总体的随机变量。如果 Y 不服从正态分布,在进行回归分析前,应先进行变量的变换以使应变量符合回归分析的要求。

5. 回归方程使用有一定条件　进行回归分析时,应先绘制散点图。若提示有线性趋势存在时,可作线性回归分析;若提示无明显线性趋势,则应根据散点分布类型,选择合适的曲线模型,经数据变换后,化为线性回归来解决。一般说,不满足线性条件的情形下去计算回归方程会毫无意义,最好采用非线性回归方程的方法进行分析。另外,作回归分析要有实际意义,不能把毫无关联的两种现象,随意进行回归分析,忽视事物现象间的内在联系和规律。而且,即使两个变量间存在回归关系,也不一定是因果关系,必须结合专业知识作出合理解释和结论。

6. 不要任意延长回归直线　回归直线的适用范围一般应以建立方程时自变量的取值范围为限,因为超出自变量取值范围后,难以判断直线回归关系是否仍然成立,所以要避免随意延长回归直线。

7. 线性相关与回归的区别和联系

(1) 区别

1) 资料要求不同:线性相关分析只适用于两个变量都服从正态分布的资料;而线性回归分析要求应变量是来自正态总体的随机变量,自变量可以是随机变量,也可以是给定的量。

2) 统计学意义不同:线性相关表示两个变量之间的相互关系是双向的、平等的、不一定有因果关系;线性回归表示两个变量之间的依存关系是单向的,更适合分析有因果关系的数量变化。

3) 分析目的不同:相关分析的目的是把两变量间直线关系的密切程度及方向用相关系数表示出来;回归分析的目的则是把自变量与应变量间的关系用函数公式定量表达出来。

4) 范围不同: $-1 \leqslant r \leqslant 1$, $-\infty \leqslant b \leqslant \infty$。

5) 量度单位不同: r 没有单位, b 有单位。

（2）联系

1）变量间关系的方向一致,对于同一资料,其 r 与 b 正负号一致。

2）假设检验等价,对同一样本,$t_r=t_b$。因为 r 的假设检验可以直接查表,较为简单,所以可以用 r 的假设检验代替 b 的假设检验。

3）t 与 b 值可互相换算。

$$r=b\sqrt{\frac{l_{XX}}{l_{YY}}}$$ 式 11-13

$$b=r\sqrt{\frac{l_{YY}}{l_{XX}}}$$ 式 11-14

章末小结

　　本章学习重点是线性相关、线性回归分析,线性相关适用于两变量呈正态分布的资料,线性回归分析常用于研究两个变量之间是否存在单向的线性依存关系,更适合分析因果关系的数量变化。学习难点是在进行相关和回归分析时必须先做散点图,各散点的分布有直线趋势时才能进行线性相关与回归分析,而且要进行相关系数和回归方程的假设检验,并结合专业知识慎重得出结论。在学习过程中要注意根据资料的分布类型选择正确的分析方法。

（周玲凤）

 思考与练习

1. 相关系数 r 和回归系数 b 的区别与联系是什么?

2. 某研究室研究 A、B 两种检测试剂检测糖化血红蛋白(glycosylated hemoglobin, HbA1c)结果之间的关系。分别用 A、B 两种试剂测量了 11 名正常成年人的 HbA1c,数据见表 11-5。试绘制散点图,计算相关系数。

表 11-5　两种试剂检测 11 名正常成年人 HbA1c 的结果

编号	A 试剂测量 HbA1c/%	B 试剂测量 HbA1c/%
1	4.7	5.0
2	6.1	6.2
3	5.9	5.6
4	6.1	7.0
5	5.8	6.2

编号	A 试剂测量 HbA1c/%	B 试剂测量 HbA1c/%
6	8.5	9.4
7	4.9	4.6
8	5.4	6.3
9	4.3	4.6
10	2.9	3.1
11	7.2	8.9

续表

第十二章 | 医学统计中的研究设计

12章 数字内容

1. 具有一定的科研思维,认识到医学科研工作的科学性和严谨性。
2. 掌握抽样调查的基本方法和各自的优缺点;实验设计的基本要素,基本原则,对照的几种形式;实验设计的误差及控制。样本含量估算的意义及常用方法。
3. 熟悉调查计划和调查方案包含的内容,调查研究的误差及控制。
4. 了解调查研究的基本类型、常用的几种实验设计方法。
5. 学会调查研究设计和实验设计的基本方法,能够完成简单的医学研究设计。

医学研究主要包括调查研究和实验研究两种类型。在调查研究中,研究者只是"被动"地观察客观情况,不对研究对象进行主动干预。在实验研究中,研究者根据研究目的,主动对受试对象施加干预,使研究因素的效应突出地表现出来。无论是调查研究还是实验研究,都需要根据研究目的,制订研究方案,进行科学合理的设计,其意义在于用比较经济的人力、物力和时间,获得准确客观的结果,得出科学的结论。

第一节 调查研究设计

导入案例与思考

案例一:

某课题小组开展关于某地居民消费水平的研究项目。该项目于 2020 年 1—12 月每月随机抽取一周,在抽中周的周末随机抽取当地 10 个住宅小区(按住户楼号单元号门牌号间隔抽取)100 户进行入户调查,主要内容包括居民家庭成员、住房、就业、主要耐用消费品拥有、家庭现金支出、消费支出、食品消费等基本情况。

请思考：

1. 该小组采取的是什么研究方法？

2. 该研究方法有何特点？

3. 采用了何种抽样调查方法？

案例二：

某高校课题小组开展"连续调查的抽样设计研究"。该项目随机抽取某学校检验专业大一和大二阶段的部分学生，于 2018 年 9 月—2019 年 7 月连续 3 次（前后两次调查时间间隔 100 天），调查分析他们的身体健康状况、学习成绩、生活消费等指标。具体抽样方法：首先将检验专业学生按年级分为 2 层，然后在大一、大二学生层内各抽取 3 个班，最后分别在各层各班中利用随机数字表间隔抽取 200 名学生。

请思考：

1. 该研究采用了哪些抽样方法？

2. 最后利用随机数字表间隔抽取学生如何操作？

调查研究又称为观察性研究，是在没有任何干预措施的条件下，客观地观察和记录研究对象的现状及其相关特征。调查研究的特点：①研究的对象及其相关因素（包括研究因素和非研究因素）是客观存在的。②不能用随机化分组来平衡混杂因素对调查结果的影响。③一般不能下因果结论。

调查研究只能对研究对象进行被动观察，是试图通过对自然存在的总体进行观察以获得对它的了解，并对其综合的总体特征作出数量描述。在调查研究中，处理因素不是人为有意施加的，或人为无法施加的，我们只能对发生的事情进行调查。例如，对城市和农村学校 10 岁儿童龋齿患病率水平进行比较的研究可称为调查研究，而将儿童随机地归于不同的研究组并使用不同商标的牙膏，然后观察一定的时间，比较其各组的龋齿患病率，这种研究方式不能称为调查。

调查设计是对调查研究所作的周密计划，它包括调查研究资料的收集、整理和分析全过程的统计设计和合理安排。

一、调查研究的类型

1. 普查　普查又称为全面调查，就是对所确定的总体中的全部观察单位（抽样比例为 100%）加以调查，如我国开展的人口普查。理论上只有普查才能取得总体参数，不存在抽样误差。一般地，普查都是用于了解总体某一特定"时点"的情况，如某时点患病率等。所以调查要尽可能在短时间内完成，防止人口流动影响资料的准确性。因此，普查不适合急性疾病的研究。此外，由于总体数量庞大，操作时可能会引入系统误差和过失误差，且由于普查的成本很高,一般科研较少采用。

2. 抽样调查　抽样调查是从总体中随机抽取一定数量的观察单位组成样本,再由样本指标来推断总体的特征。如对某化工企业产生的污水进行检测,只能抽取水样进行分析。在实际工作中,抽样调查比普查涉及的观察单位数少,因而节省人力、财力和时间,并可获得较为深入细致和准确的资料,减少系统误差和过失误差产生的机会,所以抽样调查的应用更加普遍。但是抽样调查会产生抽样误差,且如果抽样误差过大就会偏离真实值。

3. 典型调查　典型调查也称为案例调查。即对事物作全面分析的基础上,有目的地选定典型的人、典型的单位进行调查。如调查个别典型患者,研究其病理损害等。因为典型常是同类事物特征的集中表现,抓住典型,有利于对事物特征作深入的了解。由于典型调查没有遵循随机抽样的原则,不能用于估计总体参数。

二、调 查 计 划

调查计划应当列明:调查研究的项目名称、调查机关、调查目的、调查范围、调查对象、调查方式、调查时间、调查的主要内容,同时编制统计调查方案。

调查方案包括以下内容:一是供统计调查对象填报用的统计调查表和宣传说明书;二是供整理上报用的统计综合表和说明书;三是统计调查需要的人员及人员培训、任务分工与联系、经费及经费来源等。

在做大规模调查之前,可先做小范围的试查,以便检验调查设计的合理性,并作必要的修改。在实施现场调查中应及时总结经验,发现问题,及时改进;做好原始记录的检查和补正,保证资料完整(预定的观察单位无遗漏、无重复,调查项目填写无空缺)、正确(调查项目填写无错误)。

三、抽 样 方 法

一般来说,抽样的样本应具有代表性、随机性和可靠性。抽样调查可分为四个类型。

(一)单纯随机抽样

单纯随机抽样指将调查总体全部观察单位编号,再用抽签法、统计软件或随机数字表随机抽取部分观察单位组成样本。单纯随机抽样是最基本的抽样方法,是其他抽样方法的基础。

优点:操作简单,均数、率及相应的标准误计算简单。

缺点:当总体观察单位数量庞大时,给观察单位逐一编号甚为繁复,有时难以做到。

(二)系统抽样

系统抽样又称为机械抽样、等距抽样,即先将总体的观察单位按某一顺序号分成 n 个部分,再从第一部分随机抽取第 k 号观察单位,依次用相等间隔机械地从每一部分各抽一个观察单位做调查的抽样方法。

例如,某医院有职工 1 000 人,欲抽取 100 名职工对某项改革方案进行民意测验,那么,总体含量 $N=1\,000$,样本含量 $n=100$,抽样间隔为 $1\,000/100=10$,先在 1~10 随机确定一个数字,比如 5,于是以职工工作证号 5,15,25,35,…,95 者组成样本。

优点:易于理解、操作简便;被抽到的观察单位在总体中分布均匀,抽样误差一般比单纯随机抽样小。

缺点:在某些特殊情形下,会出现偏性或周期性变化;无计算抽样误差的专用公式,一般用单纯随机抽样的公式来代替。

(三)整群抽样

整群抽样指将总体划分为群(初级观察单位),各群由次级观察单位组成。随机抽取一部分群,调查抽中群的全部次级观察单位。

优点:便于组织,节省经费。

缺点:抽样误差大于单纯随机抽样。

(四)分层抽样

分层抽样指先按对观察指标影响较大的某项或某几项特征将总体分成若干层,该特征的测定值在层内变异较小、层间变异较大,然后分别从每一层内随机抽取一定数量的观察单位组成样本。根据研究目的,通常按人群的某种特征(性别、年龄、居住条件、文化水平、疾病严重程度等)进行分层。

优点:抽样误差小;各层可以独立进行统计分析;尤其适合大规模的调查。

缺点:事先要对总体进行分层,操作麻烦。

各种抽样方法的抽样误差一般是:整群抽样≥单纯随机抽样≥系统抽样≥分层抽样。四种抽样方法各有优缺点,在实际中常将四种基本的常用抽样方法综合运用于多阶段抽样中。

四、调查研究的误差及控制

调查的目的是了解总体的真实情况,但调查结果常常出现误差。比如全面调查不会产生抽样误差,但可能存在设计不周,搜集资料不准确,汇总、计算错误等系统误差;抽样调查,除可能产生系统误差外,还存在抽样误差,其根本原因是个体间的变异。

调查各阶段误差的控制方法:

1. 设计阶段

(1)严格的设计。

(2)随机化和盲法。

(3)齐同可比。

(4)匹配设计。

(5) 预调查。

(6) 广泛听取专家的意见。

2. 资料搜集、整理与分析阶段

(1) 严格选择和培训调查员。

(2) 广泛宣传,争取调查对象的配合,提高应答率。

(3) 严格资料清理和检查,及时发现和更正错误。

(4) 评价调查治疗的效度和信度。

(5) 抽样复查,即随机抽取部分已调查对象,再次组织更严格的标准调查,抽查人员不得在原调查单位参加复查。

(6) 与来源不同的同类资料作对比。

知识拓展

样本含量的估算

在抽样设计中还要考虑样本的含量,即样本观察单位数量的多少。因为样本量过少,所得指标不够稳定,用于推断总体的精度差,检验效能低;样本量过多,不但造成浪费,也给调查的质量控制带来更多困难。估算样本含量的目的是在保证一定精度和检验效能的前提下,确定最少的观察单位数。样本含量估算要考虑检验水准、检验效能、总体间差值、总体变异等四个要素。样本含量的估算方法有多种,实际中可根据资料类型、设计类型等选择合适的样本含量估算方法,并通过 PASS、nQuery 等样本量计算专用软件进行估算。

第二节　实验研究设计

导入案例与思考

某药品研发中心通过临床实验验证某新型抗高血压药的疗效。抗高血压药的疗效受许多因素的影响,包括药物本身的性质,给药途径,给药时间,患者的病情以及患者的心理状态等。因此,在选取实验对象时做了明确的要求,如原发性高血压患病年限与程度、有无其他原发慢性病、是否吸烟、抗高血压药使用情况、对药物的心理依赖程度等。通过多次测量实验对象服药前后的血压变化情况,并对差异进行假设检验。

请思考:

1. 该实验的要素有哪些?

2. 实验设计的原则有哪些?

实验研究是使设计的实验因素或处理因素在其他干扰因素被严格控制的条件下,观察其对实验结果或实验效应的作用及影响。实验设计主要是依据研究目的,确定研究因素,选择效应指标,拟定研究对象的数量和实施方法,以及数据收集、整理和分析方法,直至结果的解释。通过合理的、系统的安排,达到控制系统误差,以消耗最少的人力、物力和时间,而获得可靠的信息和科学的结论。

实验研究与调查研究的主要区别在于:①研究者能人为设置处理因素。②实验单位接受处理因素何种水平是经随机分配的。实验研究的优点是能够较好地控制非处理因素的影响,避免人为造成的偏倚,使比较组间具有更好的均衡性。实验研究与调查研究在设计上不尽相同,但在实际工作中彼此存在联系,调查研究常为实验研究提供线索,而实验研究成果又须回到现场实践中去验证。

一、实验设计的要素

一项具体的医学研究设计应有明确而具体的研究目的,它包括的内容很多,但基本上由三个要素组成:研究对象、处理因素和实验效应,三者缺一不可。

(一)研究对象的确定

研究对象指根据研究目的而确定的同质的观察目标总体,即处理因素作用的对象。根据实验的要求,研究对象可以是一个人、一只动物、一颗牙齿等。选择研究对象时应注意:

1. 受试对象应具有明确的纳入标准和排除标准 例如,在研究某新药对慢性胃溃疡的治疗效果时,规定"胃溃疡 12 个月以上未治愈者"为慢性胃溃疡患者。受试对象中应当排除十二指肠溃疡以及胃溃疡发病等于和小于 12 个月的患者。

2. 受试对象应对处理因素敏感且反应稳定 如研究某新药对冠心病患者心律失常的疗效,则应选择心律失常经常发作的冠心病患者作为研究对象,而排除那些几天或几个月发作一次的短暂心律失常患者,因为他们在观察时期内对该药的治疗效果很可能没有反应。

3. 要选择依从性好的患者作为研究对象 即选择那些能够服从实验安排并坚持合作的患者。否则若不依从的患者数量较大,就会影响研究结果的准确性,导致研究结果出现偏倚。

4. 注意医学伦理学问题 临床试验一定要以不影响患者健康转归为准则,患者或其亲属要有知情权,并在知情同意书上签字并注明日期。当科研与治疗发生冲突时,要服从医疗上的需要,确实符合医学伦理学的要求。

(二)处理因素的确定

处理因素是根据研究目的而施加于受试对象的实施措施。例如,研究某新药是否有降压作用,给原发性高血压患者服用该抗高血压药,观察其降压效果,这里抗高血压药就是处理因素。此外,处理因素也可以是受试对象本身所具有的某些特征。研究某工厂职业病的男、女发病率的差异,则性别是处理因素。研究不同年龄的人服用阿司匹林与脑出血的关系,则年龄是处理因素。

确定处理因素时应注意:

1. 围绕研究目的,明确实验中的主要处理因素。一项研究中可以有一个处理因素,也可以有多个。每个处理因素还可以分成多个水平或等级。例如,在某项动物饲养实验中,每天给予不同动物不同量的饲料,如50g、100g、150g,饲养一段时间后,最终可观察到动物所增体重有所不同。在统计学上,习惯把饲料称为此项实验的处理因素,而把饲料的三种不同量称为这个因素的3个水平。

2. 在设计中要具体规定处理因素的性质、强度和方法,保证在研究的全过程中不随意改变,其目的是使处理因素的条件始终一致,所获得的资料具有可比性,有利于分析处理因素与研究结果之间的关系。处理因素的使用强度应适度,过大则易伤害研究对象或实际上无法使用,过小则难以观察到应出现的效应。所谓因素的强度是一个量的问题,在设计一项科研时必须考虑研究者施加于受试对象的研究因素次数,每次的剂量和一共给予的总量。若研究对象本身所具有的某些特征也作为研究因素时,也有一个与强度相类似的问题,如年龄的大小、病情的轻重等。如将这些因素分成等级,就是前面说的不同水平。以观察药物疗效为例,从理论上讲,所使用的剂量应在最小有效剂量和最大不中毒剂量范围之内。但在设计药物疗效筛选动物试验时,应实施大剂量原则,即所使用的剂量应接近中毒水平,这样较弱的疗效才不会被遗漏,如证实有疗效,应减量再行试验。反之,若因剂量不足得出阴性结论,很可能造成假阴性结果,造成实验失败。

3. 在设计时应将处理因素的实施方法规定具体、细致。以化学试剂为例,应规定试剂的生产单位、批号、纯度和配制规范。为保持整个研究过程中,实施处理因素的条件始终一致,所得数据具有可比性,有利于寻找处理因素与实验效应的关系,应明确实验所采用的具体方法,并定出操作规程。如在观察药物疗效的科研设计中,可具体规定什么时间发药给受试对象,并亲眼看到受试对象将药服入。

在实验研究中,与处理因素相对应的就是干扰因素,干扰因素也称为非处理因素或混杂因素,它指处理因素以外的可以影响实验效应及实验结果的一切可能因素。干扰因素一般多为受试对象本身的特征及外界环境因素,其来源复杂,范围广,经常不易控制或不易察觉。干扰因素的存在也是实验设计遵循原则的主要原因之一。

(三)实验效应的确定

实验效应是处理因素施加于受试对象后,受试对象所做出的某种反应。例如,某医生给某高血压患者服用抗高血压药,患者服药后,血压下降10mmHg,血压就是实验效应,10mmHg就是具体的实验效应大小。这种实验效应指标按其性质可分为计数指标和计量指标。在确定实验效应的指标时,要考虑:

1. 选择的指标与研究的目的有本质联系,能确切地反映出处理因素的效应 确定指标要经过阅读文献,以专业知识为基础。然而,最可靠的方法是通过预实验或用标准阳性对照来验证指标的关联性。

2. 选用的指标要尽量客观,客观指标不易受主观因素影响 如心电图、测量身高以及大多数临床化验数据等都是客观指标。如果研究的指标是通过受试对象回答或描述症状得到,以及研究人员自行判断或医生通过体检所获得的结果都是主观指标。主观指标易受受试对象和研究人员的心理状态、启发暗示和感官差异的影响,在科研设计中尽量少用。有时一些指标看似客观,实际上却受主观因素的影响,如眼底镜的检查,可由检查人员掌握标准不同而异。若工作中一定要采取主观指标,那么就必须采取措施以减少或消除主观因素的影响。

3. 要考虑指标的灵敏性和特异性 灵敏性高的指标能如实地反映研究对象体内出现的微量效应变化,它可以直接揭示研究问题的本质,同时又不容易受其他因素的干扰。在医学科研中,许多指标具有很高的灵敏性,如心电图、脑电图等。提高指标灵敏性主要靠改进检测方法和仪器。特异指标的重要意义表现在不可替代性。如胆碱酶活性检定在有机磷毒理学研究上是其他方法不能代替的。

4. 要考虑指标的准确度和精密度 准确度指研究结果与相应测定事物真实情况符合或接近的程度,愈接近真实情况准确性愈高。有时不能直接获得指标的准确性可用间接的方法。精密度指反复测量一种相对稳定现象时,所获得多次结果间彼此接近或符合的程度,即观察值与其平均值的接近程度。无论是准确度还是精密度,其水平高低都显示了研究工作质量的好坏,一般要将其控制在专业规定的容许范围内。医学研究中大部分指标的准确性和精确性是密切相关的。

5. 选择指标的数目要适当 医学科研中,采用指标数目的多少没有具体规定,要根据研究目的而定。所选择的指标要能反映效应本质,指标不是越多越好,但也不能太少,因为如果实验中出现差错,同时指标又较少,这时会降低研究工作的效益,甚至可使整个研究工作半途而废。

二、实验设计的原则

为了能够控制或避免各种误差,我们做研究设计时,必须遵循实验设计的基本原则,包括对照的原则、随机的原则、重复的原则和均衡的原则。

(一) 对照的原则

设立对照的意义在于使实验组和对照组内的非处理因素基本一致,即均衡可比。通过对照消除非处理因素对实验效应的影响。对照的形式有多种,可根据研究目的和内容加以选择。

1. 空白对照 不给予对照组的受试对象任何处理因素,但其他实验条件和实验组相同。不给处理因素的那一组叫空白对照组。例如,进行可疑致癌物的研究,实验组加入可疑致癌物,对照组不给任何处理,仅观察有无自发肿瘤的发生。

2. 标准对照 不设专门的对照组,而是以人们公认的某种标准或正常值作对照,例如,以一个大气压 760mmHg 作为对照,此为标准对照。标准对照时要注意实验涉及多种因素的一致性。

3. 自身对照 同一受试对象既作为对照者,又作为实验者接受处理因素,这种对照形式叫自身对照。例如,研究某种药的降压效果,记录同一患者服用抗高血压药前后的血压值,服用前的血压就可以作为对照。

4. 实验对照 对照组不施加干预,但施加某种与处理因素相关的实验因素。例如,在研究中草药烟熏灭蚊的效果,对照组也要用烟熏,只是不加灭蚊的药物。

5. 安慰剂对照 对照组使用一种不含药物有效成分的"伪药物",即安慰剂。安慰剂可用生理盐水、葡萄糖注射液、淀粉等制成,在外观、气味、剂型等方面均与试验药物相同。安慰剂对照是一种特殊的空白对照,其目的主要是排除患者或研究人员的心理偏见而导致的试验误差。需注意的是,安慰剂中不含药物的有效成分,相当于对患者未采取有效的治疗,可能存在医学伦理问题,须持慎重态度。

(二)随机的原则

随机化原则就是尽量使各实验组之间各种非处理因素分布一致,即提高组间均衡性,尽量减少偏倚,将一些不可控制的因素的总效应归并到总的实验误差中。同时,随机化是应用统计方法进行资料分析的基础。随机化的意思就是在抽样时做到研究总体中任何一个个体都有同等的机会被抽取,使样本具有代表性。在准备受试对象的实验顺序、分配处理、实验实施以及结果测量等方面都应遵循随机化原则。随机化的方法有多种,常用的有抽签法和随机数字法等。

(三)重复的原则

重复原则指要在相同实验条件下进行多次观察。重复是消除非处理因素影响的又一重要方法,重复的程度表现为样本含量的大小和重复次数的多少。由于各种影响因素的存在,不同受试对象对同一处理因素的反应不同,表现为其效应指标的数值不同,只有在大量重复实验的条件下,实验的效应才能具有较好的代表性,反映其真正的客观规律性;反之,样本含量小,重复性差,若个别实验效应出现极端值,指标就不够稳定,结论可能会产生偏倚。例如,要比较四种饲料的营养功能,把每种饲料喂养 10 只动物所得平均体重增长量与每种饲料只喂养 1 只动物所得的体重增长量相比,前者的结果要可靠得多。这是因为每种饲料有 10 只动物,即有 10 次重复。从概率论的角度讲,观察次数越多,从样本计算出的频数或平均数等统计量越接近总体参数。但重复原则并非要求无限地加大样本含量。因为样本含量太大,工作量也相应增加,容易造成浪费,同时难于控制实验条件,工作不容易做得仔细,影响研究结果的质量,造成实验结果的可靠性差。因此,重复指研究样本要保证一定的数量,即在保证研究结果具有一定可靠性的条件下,确定最少的样本例数。

(四) 均衡的原则

均衡的原则是要求实验中的各组之间除处理因素不同外,要尽可能控制非处理因素,是使实验组与对照组在非处理因素方面基本一致,具有齐同可比性。如做动物实验,动物的种属、体重、月龄、性别应该保持一致;如为临床试验,除考虑年龄、性别、职业外,还应考虑受试对象的病情、病程及以前的治疗情况;各实验组之间实验条件和实验环境等。要尽可能在非处理因素方面保持一致。

知识拓展

样本含量的估算

实验研究所需的样本含量要根据研究目的、研究条件、实验的误差要求,经过计算而定。实验所需的样本含量一般根据以下四点进行考虑和计算:

1. 假设检验 I 类错误的概率 α 的大小。α 越小,所需样本例数越多。对于相同 α,双侧检验比单侧检验所需样本含量多。

2. 假设检验 II 类错误的概率 β 或检验效能 $1-\beta$ 的大小。一般要求检验效能不宜低于 0.80,否则可能出现非真实的阴性结果。β 越小,所需样本含量越大。

3. 处理组间的差值(容许误差)δ。如两总体均数间的差值 $\delta=|\mu_1-\mu_2|$,两总体率间的差异 $\delta=|\pi_1-\pi_2|$。δ 值越小,所需样本含量越大。

4. 总体的相关信息。如均数比较时需了解个体变异大小即总体标准差 σ,σ 越大,所需样本含量越大;率的比较需了解总体率 π 的大小,总体率 π 越接近于 0.50,所需样本含量越多;相关分析时需了解总体相关系数 ρ 的大小,ρ 越小,所需样本含量越多。

三、常用实验设计方法

1. 完全随机设计　完全随机设计仅涉及一个处理因素(但可以多水平),故又称为单因素设计。它是用抽签法、抓阄法、随机数字表法或利用统计软件,将受试对象按随机化的方法分配到各个处理组中,观察其实验效应。各个处理组样本含量可以相等,也可以不等,但相等时统计效率较高。完全随机设计的优点是简单易行,缺点是只能分析一个因素,所以效率不太高。

例 12-1　试将 15 只体重相近、性别相同的小白鼠随机分成 A、B、C 三组,每组 5 只。
分组方法及步骤:

(1) 将 15 只小白鼠任意编号为 1~15 号。

(2) 查附表"随机数字表",可以从表中任意一行或一列,任意一个方向查抄随机数字。如由该表的第 10 行第一列沿水平方向查抄 15 个两位随机数字,再按随机数字从小到大的顺序编序号,如果随机数字相同,则先出现的为小。事先设定规则:序号 1~5 对应的小白鼠分为 A 组,序号 6~10 对应的小白鼠分为 B 组,序号 11~15 对应的小白鼠分为 C 组。分组结果见表 12-1。

表 12-1　用随机数字法将 15 只小白鼠分为等量三组

动物编号	1	2	3	4	5	6	7	8	9	10	11	12	13	14	15
随机数字	58	71	96	30	24	18	46	23	34	27	85	13	99	24	44
序号	11	12	14	7	4	2	10	3	8	6	13	1	15	5	9
分组	C	C	C	B	A	A	B	A	B	B	C	A	C	A	B

(3) 最后分组结果:5、6、8、12、14 号小白鼠分到 A 组;4、7、9、10、15 号小白鼠分到 B 组;1、2、3、11、13 号小白鼠分到 C 组。

2. 配对设计　配对设计是将受试对象按一定条件配成对子,分别给予每对中的两个受试对象以不同的处理。配对的条件是影响实验效应的主要非处理因素。在这些非处理因素中,动物主要有种属、性别、体重、窝别等因素;人群主要有种族、性别、年龄、体重、文化教育背景、生活背景、居住条件、劳动条件等。其中患者还应考虑疾病类型、病情严重程度、诊断标准等方面。配对设计的目的是降低、减弱或消除两个比较组的非处理因素的作用。在临床试验中应用广泛。配对设计的优点是可以节约样本含量,增强组间均衡性,提高试验效率,减轻人力、物力和财力负担。

例 12-2　试将 10 对受试者随机分成甲乙两处理组。

分组方法及步骤:

(1) 先将受试者编号,如第一对第 1 受试者编为 1.1,第 2 受试者编为 1.2,其余依次。

(2) 从附表“随机数字表”中任意一行,如第 15 行最左端开始横向连续取 20 个两位数。事先规定,每对中随机数字小的序号为 1,对应 A 组;随机数字较大的序号为 2,对应 B 组。如果随机数字相同,则先出现的为小。分配结果见表 12-2。

表 12-2　按配对设计的要求将 10 对患者进行分组

受试者号	1.1	2.1	3.1	4.1	5.1	6.1	7.1	8.1	9.1	10.1
	1.2	2.2	3.2	4.2	5.2	6.2	7.2	8.2	9.2	10.2
随机数字	18	00	31	90	02	23	37	31	08	88
	87	42	57	12	07	47	17	54	01	63
序号	1	1	1	2	1	1	2	1	2	2
	2	2	2	1	2	2	1	2	1	1
组别	A	A	A	B	A	A	B	A	B	B
	B	B	B	A	B	B	A	B	A	A

3. 随机区组设计 随机区组设计也称为配伍组设计或双因素设计,是配对设计的扩展。该设计是将受试对象按配对条件先划分成若干个区组或配伍组,再将每一区组中的各受试对象随机分配到处理组中去。设计应遵循"区组内差异越小越好,区组间差异越大越好"的原则。随机区组设计的优点是进一步提高了处理组的均衡性及可比性,节约样本含量,提高实验效率,每一区组中受试对象的个数即为处理组数。

例 12-3 研究人员在进行科研时,要观察 2 个因素的作用。欲用 16 只动物分为四个区组和四个处理组,试进行设计和分组。

设计及分组方法和步骤:

(1) 该设计可采用随机区组设计方案。分析的两个因素的作用可分别列为区组因素和处理组因素。两因素服从正态分布、方差齐性且相互独立。

(2) 取同一品系的动物 16 只。其中每一区组取同一窝出生的动物 4 只。四个区组即为四个不同窝别的动物。

(3) 将每一区组的 4 只动物分别编号为 1~4 号,5~8 号,9~12 号,13~16 号,接受 A、B、C、D 四种处理方式。

(4) 查附表 13,任意指定一行,如第 20 行最左端开始横向连续取 16 个两位数字。再将每一区组内的四个随机数字由小到大排序,相同数字先出现的为小。

事先规定:序号 1、2、3、4 分别对应 A、B、C、D 四个处理组,见表 12-3。分组结果见表 12-4。

表 12-3　按随机区组设计要求对 16 只动物进行分组

区组编号	一				二				三				四			
动物编号	1	2	3	4	5	6	7	8	9	10	11	12	13	14	15	16
随机数字	38	64	43	59	98	98	77	87	68	07	91	51	67	62	44	40
序号	1	4	2	3	3	4	1	2	3	1	4	2	4	3	2	1
组别	A	D	B	C	C	D	A	B	C	A	D	B	D	C	B	A

表 12-4　16 只动物的分组结果

区组	处理组			
	A	B	C	D
一	1	3	4	2
二	7	8	5	6
三	10	12	9	11
四	16	15	14	13

四、实验误差及其控制

实验误差根据误差的性质和来源主要可分为系统误差和随机测量误差。系统误差可以通过周密的研究设计和测量过程标准化等措施加以消除或控制。随机测量误差可以通过多次测量获得的均数对真实值进行准确的估计。

章末小结

　　本章学习的重点是抽样调查的基本方法和各自的优缺点、实验设计的基本要素和基本原则、对照的几种形式、实验设计的误差及控制,以及样本含量估算的意义及常用方法。学习的难点是样本含量的估算、实验设计的要素和原则的理解、常用的实验设计方法等。在学习过程中应注意研究设计思维的建立,用思维引导研究设计的全过程;应注意对抽样调查方法的理解及各基本方法的优缺点比较;提高运用知识解决实际问题的能力。

(杜　健)

思考与练习

1. 抽样方法主要有哪四种? 列出各抽样方法的抽样误差由大到小的排列顺序。
2. 常用的实验设计方法有哪些? 各自的优缺点是什么?
3. 试将 12 只实验用大鼠随机分为两组,每组 6 只,简要描述分组过程。

附 录

SPSS 软件上机实训

实训一 SPSS 软件简介

【实训目的】

1. 掌握 SPSS 软件的数据录入和读取,变量定义,变量转换。

2. 了解 SPSS 软件的界面、窗口、菜单和工具栏。

3. 注重统计分析基本技能的训练,加强统计逻辑思维和严谨工作态度的培养。

【实训准备】

1. 物品 计算机。

2. 环境 MS Windows 系统,IBM SPSS Statistics 25 软件等。

【实训学时】

2 学时。

【实训方法与结果】

一、概述

统计产品与服务解决方案(statistical product and service solutions,SPSS)软件是世界上最早的统计分析软件,于 1968 年被研究开发成功。最初软件全称为社会科学统计软件包(solutions statistical package for the social sciences),但是随着 SPSS 服务领域的扩大和服务深度的增加,更改为统计产品与服务解决方案。本教材采用 IBM SPSS Statistics 25 的版本。

(一) SPSS 软件的特点

1. 操作简便 界面非常友好,除了数据录入及部分命令程序等少数输入工作需要键盘键入外,大多数操作可通过鼠标拖曳、点击"菜单""按钮"和"对话框"来完成。

2. 编程方便 SPSS 具有第四代语言的特点,告诉系统要做什么,无须告诉怎样做。只要了解统计分析的原理,无须通晓统计方法的各种算法,即可得到需要的统计分析结果。对于常见的统计方法,SPSS 的命令语句、子命令及选择项的选择绝大部分由"对话框"的操作完成。因此,用户无须花大量时间记忆大量的命令、过程、选择项。

3. 功能强大 SPSS 具有完整的数据输入、编辑、统计分析、报表、图形制作等功能。SPSS 提供了从简单的统计描述到复杂的多因素统计分析方法,如数据的探索性分析、统计描述、列联表分析、二维相关、秩相关、偏相关、方差分析、非参数检验、多元回归、生存分析、协方差分析、判别分析、因子分析、聚类分析、非线性回归、Logistic 回归等。

4. 数据接口　能够读取及输出多种格式的文件。例如,由 dBASE、FoxBASE、FoxPRO 产生的 *.dbf 文件,文本编辑器软件生成的 ASCⅡ 数据文件,Excel 的 *.xls 文件等均可转换成可供分析的 SPSS 数据文件。能够把 SPSS 的图形转换为 7 种图形文件。结果可保存为 *.txt 及 html 格式的文件。

5. 模块组合　软件分为若干功能模块。用户可以根据自己的分析需要和计算机的实际配置情况灵活选择。

(二) SPSS 的基本界面和常用功能简介

1. SPSS 的基本界面　对于非统计专业的使用者,SPSS 的基本界面包括两个常用窗口,即数据编辑窗口和结果输出窗口,分别如实训图 1-1 和实训图 1-2 所示。

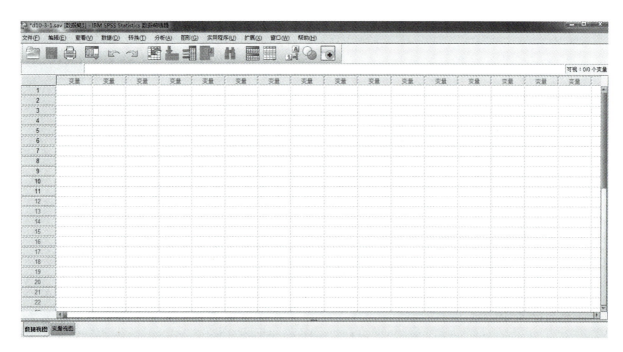

实训图 1-1　数据编辑窗口

数据编辑窗口主要用于研究数据的录入、编辑和显示,以及数据集中相关变量名、变量标签、变量属性的定义和修改。数据编辑窗口由数据视图和变量视图两个窗口组成,二者之间可以互相切换。

结果输出窗口会在分析后自动打开,显示程序运行后的所有结果。多个数据文件的分析结果将显示在同一个结果输出窗口中。双击某部分的结果可以对其显示的样式进行编辑。结果文件可以保存,其扩展名为“.spv”。

2. SPSS 的常用统计分析功能　SPSS 提供了所有常用的、较为成熟的统计描述与统计分析过程,大部分统计方法都在“分析(A)”菜单中列出,可以满足非统计专业研究的基本统计分析需要,如实训图 1-3 所示。

二、数据文件的建立

建立数据文件是 SPSS 开始工作的第一步,主要指把医学科研工作过程中采集的研究数据按照 SPSS 软件的格式要求存入到计算机的磁盘中,以便调用、修改、分析。SPSS 采用类似 Excel 表格的方式输入与管理数据,也可以直接导入 Excel、Text、dBASE、SAS、Stata 等数据集。

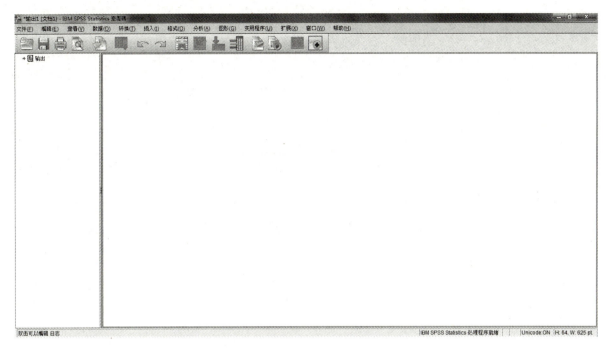

实训图 1-2　结果输出窗口

IBM SPSS Statistics 25 安装好后,通过双击桌面统计软件快捷图标(或者在 Windows【开始】主菜单中的【程序】选项中找到 IBM SPSS Statistics 25),即可自动打开数据编辑窗口,此时将显示"无标题 1［数据集 0］",编辑后退出时可对其进行命名。SPSS 数据集的扩展名为".sav"。

为了建立和使用数据集时方便,建议创建新数据集时,分两步进行:

1. 定义数据集的框架　即先对数据集中涉及的所有变量进行定义,包括变量名、变量标签、变量属性等。变量的定义在数据编辑窗口的变量视图中完成,如实训图 1-4 所示。

在变量视图中,双击第一行的空白单元格,即可定义变量名(名称)、类型、宽度、小数位数、变量标签(标签)、变量值标签(值)等。其中,变量名就是所研究的指标在软件中可被识别的名称,通常由用户自己定义。定义时需要遵守 SPSS 软件的变量名命名规则,否则将无法被识别或者报错。SPSS 中变量名的命名规则为:每个变量名称都是唯

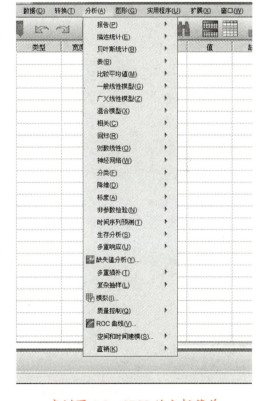

实训图 1-3　SPSS 的分析菜单

一的,且不区分大小写;变量名必须以汉字、英文字母、"@"开头,且不能含有空格。下面我们以"性别"(变量名:gender)这一常见的名义变量为例,简述新变量的定义过程。

如实训图 1-5 所示,录入了"gender"这一变量名后,后面的各个属性会出现默认值,用户可根据变量的具体性质进行修改,变量标签除外。单击要修改的单元格后,有的单元格后会出现符号"---",

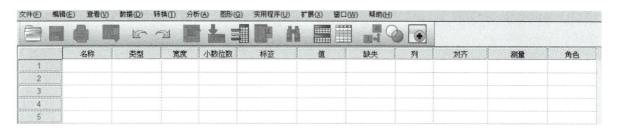

实训图 1-4 变量视图

	名称	类型	宽度	小数位数	标签	值	缺失	列	对齐	测量	角色
1	gender	数字	1	0	性别	{1, 男性}...	无	8	靠右	♣ 名义	↘ 输入
2											
3											

实训图 1-5 在变量视图中定义新变量

表明系统提供了备选项。例如,在"类型"中单击"---"后,就会弹出对话框(实训图 1-6),显示 SPSS 软件所提供的变量类型,包括:数字、逗号、点、科学记数法、日期、美元、定制货币、字符串、受限数字等。为了分析方法,大多数医学研究的变量都会被定义成数字型。

"标签"是对所对应的变量的说明,可以为中文,如本例中,我们将变量名设置为"gender",此时,可将"标签"设置为"性别",以便使用数据集的用户能清楚地了解变量的具体含义。一些计数资料的具体赋值情况则可通过值标签进行进一步的定义,值标签也就是对变量赋值的说明。

实训图 1-7 即为对值标签进行定义的窗口。例如,对"gender"这一变量,赋值"1"代表男性,"2"代表女性,定义值标签时,可以单击值标签单元格中的"---",在弹出的对话框中"值"处键入"1""标签"处键入"男性",单击"添加(A)"后显示 1="男性",即完成了一条值标签的定义,同样的操作可定义 2="女性"。

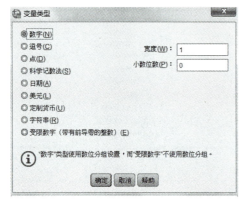

实训图 1-6 变量类型对话框

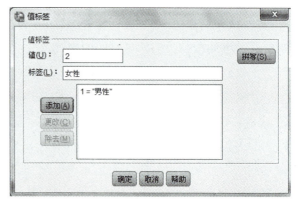

实训图 1-7 定义值标签

定义好一个变量的信息后,双击其下面的一行即可进行新变量的定义。如实训图 1-8 所示,定义了性别(gender)、年龄(age)、身高(height)、体重(weight)、病情(status)5 个变量。其中,病情的值标签定义为不同的严重程度:1="轻",2="中",3="重"。

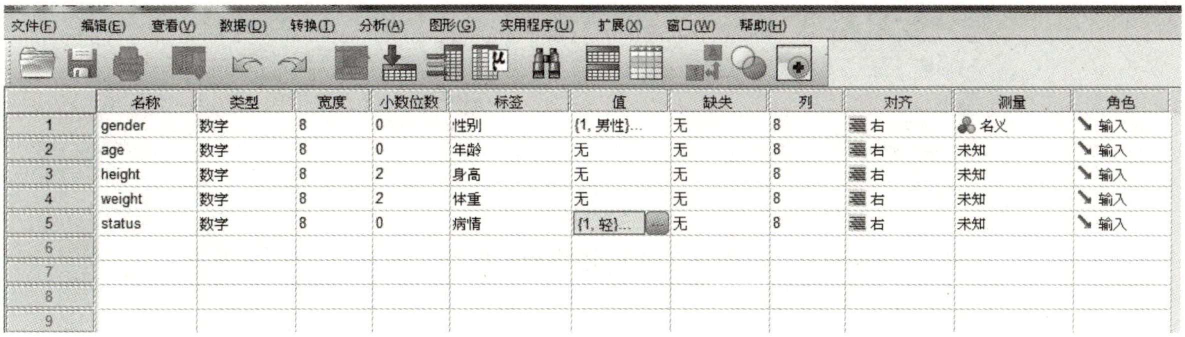

	名称	类型	宽度	小数位数	标签	值	缺失	列	对齐	测量	角色
1	gender	数字	8	0	性别	{1, 男性}...	无	8	右	名义	输入
2	age	数字	8	0	年龄	无	无	8	右	未知	输入
3	height	数字	8	2	身高	无	无	8	右	未知	输入
4	weight	数字	8	2	体重	无	无	8	右	未知	输入
5	status	数字	8	0	病情	{1, 轻}...	无	8	右	未知	输入
6											
7											
8											
9											

实训图 1-8　变量视图中定义好的 5 个变量

2. 数据录入　变量名及其属性定义好之后，就可以切换到数据视图中进行数据录入了。此时，各列的列名已经变成了刚才定义好的变量名。所采集的数据按照一个观测对象一行的顺序录入。例如，采集了 20 名患者的基本资料，录入好的数据集如实训图 1-9 所示。

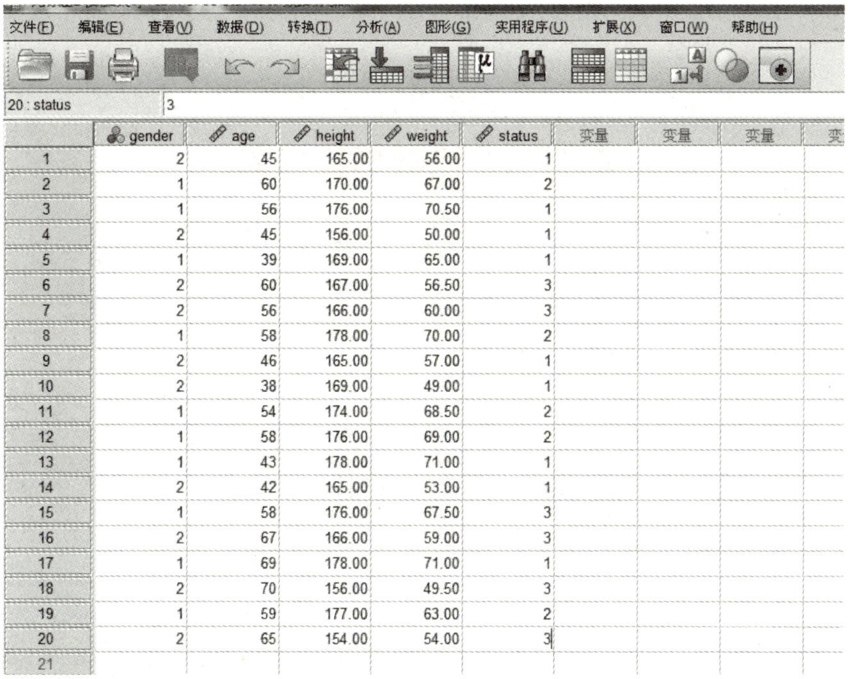

20 : status　3

	gender	age	height	weight	status
1	2	45	165.00	56.00	1
2	1	60	170.00	67.00	2
3	1	56	176.00	70.50	1
4	2	45	156.00	50.00	1
5	1	39	169.00	65.00	1
6	2	60	167.00	56.50	3
7	2	56	166.00	60.00	3
8	1	58	178.00	70.00	2
9	2	46	165.00	57.00	1
10	2	38	169.00	49.00	1
11	1	54	174.00	68.50	2
12	1	58	176.00	69.00	2
13	1	43	178.00	71.00	1
14	2	42	165.00	53.00	1
15	1	58	176.00	67.50	3
16	2	67	166.00	59.00	3
17	1	69	178.00	71.00	1
18	2	70	156.00	49.50	3
19	1	59	177.00	63.00	2
20	2	65	154.00	54.00	3
21					

实训图 1-9　20 名患者的基本资料

3. 数据集的保存　建立好新的数据集之后，可以点击“文件”→“保存”，在弹出的对话框中选择要保存文件的路径，在“文件名”后面键入数据集的名称，点击“保存”即可，如实训图 1-10 所示。本例，数据集的名称“患者基本情况 .sav”，保存在桌面上。

【实训评价】

1. 熟悉 SPSS 软件基本界面并了解其常用功能。
2. 准确完整地建立数据文件，为实现 SPSS 统计分析奠定基础。

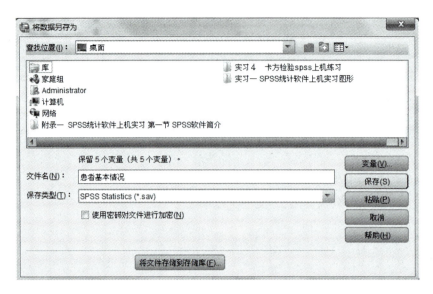

实训图 1-10　数据集的保存对话框

（杜　宏）

实训二　均数与标准差

【实训目的】

1. 学习巩固计量资料统计描述中均数与标准差的用途及意义。

2. 熟悉计算均数与标准差的 SPSS 程序操作步骤。

【实训准备】

1. 物品　计算机。

2. 环境　MS windows 系统，IBM SPSS Statistics 25 软件等。

【实训学时】

2 学时。

【实训方法与结果】

一、均数与标准差的计算

（一）实例分析

根据例 2-1 的资料，计算 117 名 7 岁男孩身高的均数与标准差，采用 SPSS 软件进行统计分析。

（二）SPSS 软件的计算

1. 操作步骤

（1）建立数据文件。打开 spss 统计软件，录入或导入例 2-1 资料，如实训图 2-1。

（2）在 SPSS 程序中按以下步骤操作：

1）依次点击"分析→比较平均值→平均值"。随后，出现"平均值"窗口，如实训图 2-2。

2）将"身高"放入"因变量列表"框中，点击"选项"，如实训图 2-3。

3）出现"平均值：选项"窗口，将需要计算的统计指标选入右侧"单元格统计"框中，本例选入"平均值、个案数、标准差、最大值、最小值、方差"统计量，如实训图 2-4，点击"继续""确定"。

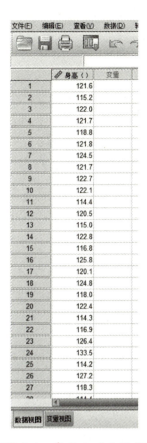

实训图 2-1 表 2-1 对应的数据集

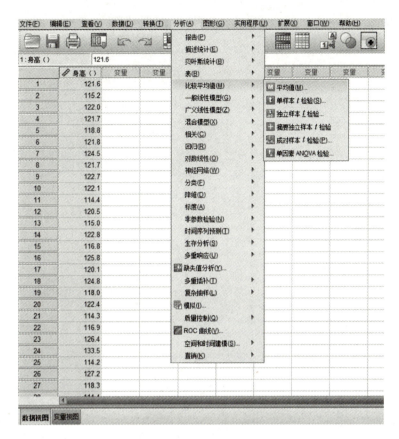

实训图 2-2 选择平均值选项

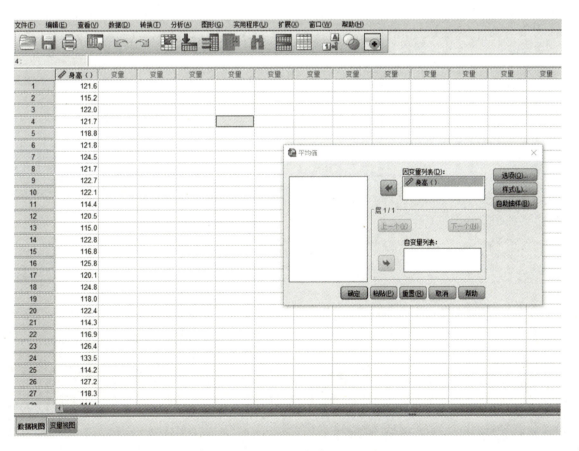

实训图 2-3 平均值对话框图示

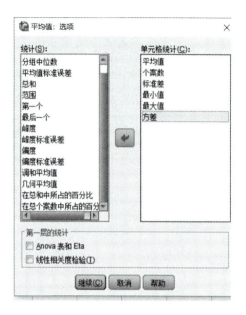

实训图 2-4　平均值选项图示

2. 主要输出结果　如实训图 2-5。

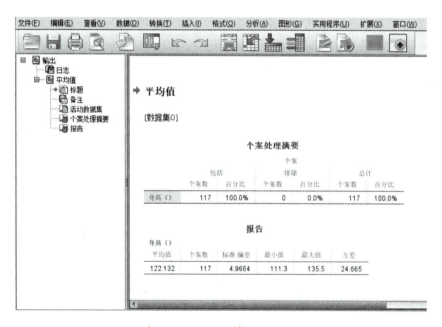

实训图 2-5　计算结果图示

（三）分析及结论

可见，本例计算的 117 名 7 岁男孩身高的均数为 122.132cm，标准差为 4.966 4cm。

【实训评价】

1. 准确完整地录入原始数据。

2. 正确操作 SPSS 软件进行均数与标准差的计算步骤。

3. 对计算结果做出合理分析和解释。

（唐亚丽）

实训三 统计图制作

【实训目的】

1. 学习巩固统计图的制作。

2. 熟悉直条图、直方图、线图、箱式图、散点图、圆形图、百分直条图用 SPSS 程序操作步骤。

3. 学会运用统计图来直观表现统计资料的冗长文字叙述。

【实训准备】

1. 物品　计算机。

2. 环境　MS windows 系统，IBM SPSS Statistics 25 软件等。

【实训学时】

2 学时。

【实训方法与结果】

制作常用的统计图，首先根据不同资料，选择合适的统计图，根据各统计图的特点，建立数据文件；然后点"图形→旧对话框→选择对应的图形"，具体方法将结合第五章的例子进行说明。

一、直方图

实训例 3-1　第五章统计表与统计图，表 5-6，某年某地 100 名正常男子红细胞计数的频数分布表的资料。

（一）实例分析

该资料为频数分布表资料，根据性质将制作成频数分布图，即直方图。

（二）SPSS 软件的计算

1. 建立数据文件：数据录入（实训图 3-1）。注意红细胞计数输入的是每个组段的组中值。

实训图 3-1　表 5-6 对应的数据文件

2. SPSS 程序中的操作步骤

（1）数据加权：SPSS 是针对原始数据资料输出的直方图，对于表 5-6 的频数资料，要先对频数进行"加权"。通过"数据"→"个案加权"→"个案加权系数"→频数（实训图 3-2）→ 选入"频率变量"→"确定"。

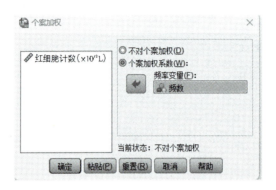

实训图 3-2　数据个案加权对话框

（2）输出直方图：通过"图形"→"旧对话框"→"直方图"→把红细胞计数选入"变量"（实训图 3-3）→"确定"，即可得到原始的直方图，见图 5-1。

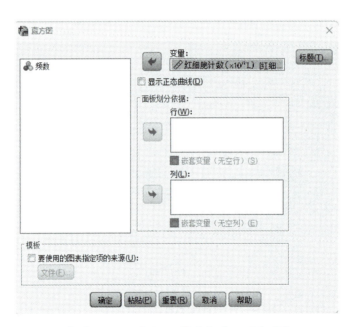

实训图 3-3　把红细胞计数选入"变量"

需要对原始直方图进行修改，可选中直方图后，双击进入编辑状态，需要改什么就直接对该部位进行双击后，进行修改完善。

二、线图

实训例 3-2　第五章统计表与统计图，表 5-7，某地 1945~1958 年白喉、伤寒和副伤寒的死亡率资料。

（一）实例分析

该资料为连续性资料，表示变量连续变化的情况，根据性质将制作成普通线图。

（二）SPSS 软件的计算

1. 建立数据文件：数据录入（实训图 3-4）。

	年份	死亡率	疾病
1	1949	3.30	白喉
2	1950	5.90	白喉
3	1951	8.40	白喉
4	1952	3.90	白喉
5	1953	2.50	白喉
6	1954	1.50	白喉
7	1955	3.30	白喉
8	1956	1.10	白喉
9	1957	1.00	白喉
10	1958	.60	白喉
11	1949	1.10	伤寒、副伤寒
12	1950	.90	伤寒、副伤寒
13	1951	1.90	伤寒、副伤寒
14	1952	1.00	伤寒、副伤寒
15	1953	.70	伤寒、副伤寒
16	1954	.60	伤寒、副伤寒
17	1955	.60	伤寒、副伤寒
18	1956	.20	伤寒、副伤寒
19	1957	.30	伤寒、副伤寒
20	1958	.05	伤寒、副伤寒

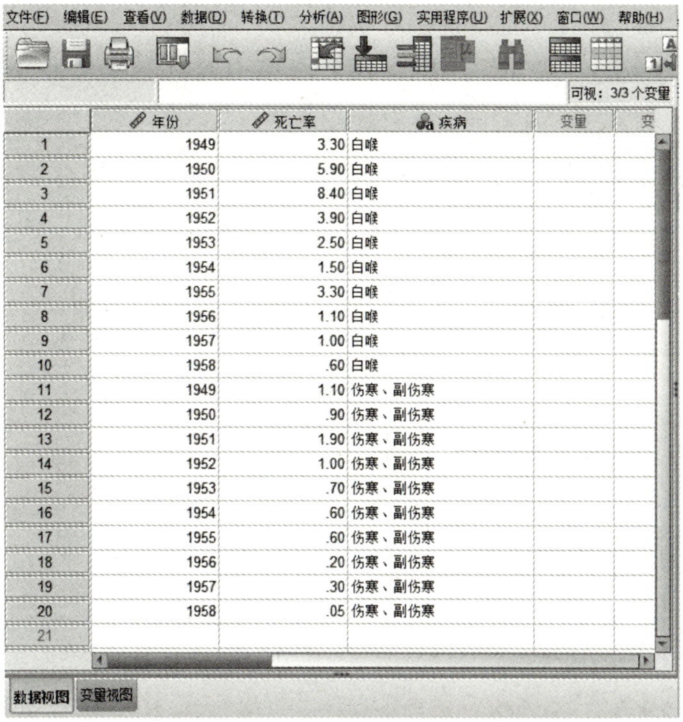

实训图 3-4　表 5-7 对应的数据

2. SPSS 程序中的操作步骤　由于要比较的是年白喉、伤寒和副伤寒从 1945—1958 年的死亡率需制作复式线图。通过“图形”→“旧对话框”→“折线图”→“多线”→“定义”→“其他统计”（实训图 3-5）→死亡率选入“变量”，年份选入“类别轴”，疾病选入“折线定义依据”→“确定”。可以得到原始的普通线图，如需要修改，双击需要修改的部分，进行修改后，可得到图 5-2。

制作半对数线图，先按照普通线图方式制作出原始的线图，然后双击线图进入编辑状态，选中纵轴，双击后进行编辑，在弹出的“属性”选项卡中“刻度”下找到“对数”“底数”改为 10，点“应用”即可得到半对数线图。

三、箱式图

实训例 3-3　第五章统计表与统计图，表 5-8，大白鼠正常肝和肝肿瘤中递甲氨酶的活度资料。

（一）实例分析

该资料欲比较两组资料的平均指标和变异指标，根据性质将制作成箱式图。

（二）SPSS 软件的计算

1. 建立数据文件：按实训图 3-6 进行数据录入。

2. SPSS 程序中的操作步骤　通过“图形”→“旧对话框”→“箱图”→“简单”→“定义”中递甲氨酶的活度选入“变量”，组别选入“类别轴”（实训图 3-7）→“确定”，可以得到箱式图，按需要进行编辑后可得到图 5-4。

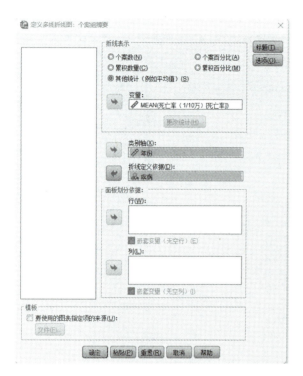

实训图 3-5　定义多线折线图:个案摘要

实训图 3-6　表 5-8 对应的数据

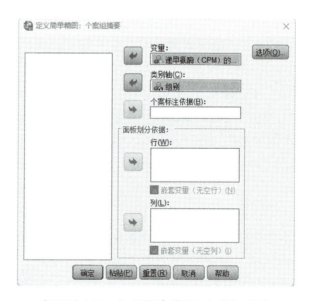

实训图 3-7　定义简单箱图:个案组摘要

四、散点图

实训例 3-4　第五章统计表与统计图,表 5-9,2021 年某卫生学校一年级男生胸围与肺活量的关系资料。

(一)实例分析

该资料欲表示两指标之间的直线或曲线关系,根据性质将制作成散点图。

（二）SPSS 软件的计算

1. 建立数据文件：如实训图 3-8 进行数据录入。

	胸围（cm）	肺活量（ml）	变量	变量
1	89	2784		
2	81	2460		
3	81	2475		
4	93	3604		
5	92	4277		
6	113	4642		
7	96	4155		
8	94	3744		
9	75	2146		
10	86	3446		
11	62	3596		
12	60	3085		
13	80	3267		
14	69	3257		
15	60	3482		
16	62	3678		
17	64	3399		
18	61	3688		
19	62	1034		
20	82	3265		
21	.	.		
22				

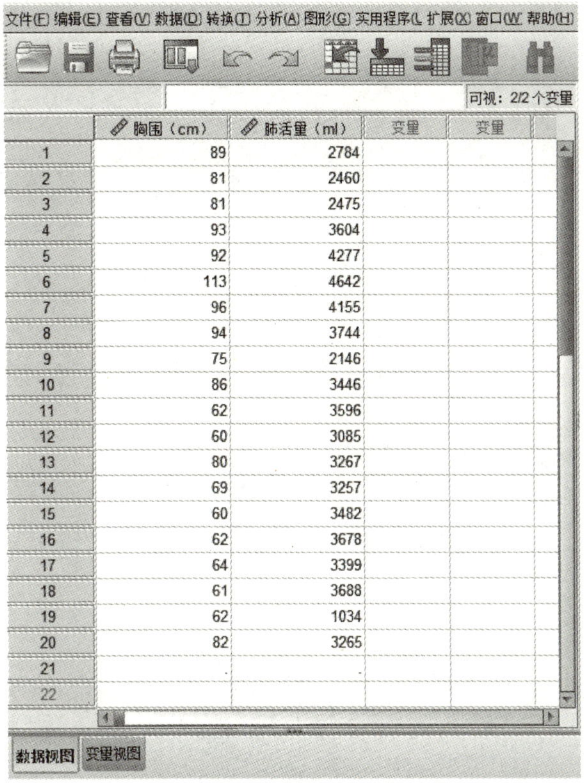

实训图 3-8　表 5-9 对应数据

2. SPSS 程序中的操作步骤　通过“图形”→“旧对话框”→“散点图”→“简单散点图”→“定义”肺活量选入“*Y* 轴”，胸围选入“*X* 轴”（实训图 3-9）→“确定”，可以得到散点图，按需要进行编辑后可得到图 5-5。

五、直条图

实训例 3-5　第五章统计表与统计图，表 5-10，2021 年某卫生学校 4 个检验班级男生近视率（%）资料。

（一）实例分析

该资料欲表示彼此独立的统计指标数值大小和它们之间的对比关系，根据性质将制作成直条图。

（二）SPSS 软件的计算

1. 建立数据文件：如实训图 3-10 进行数据录入。

2. SPSS 程序中的操作步骤　通过“图形”→“旧对话框”→“条形图”→“簇状”（单式条图选“简单”）→近视率选入“变量”；班级选入“类别轴”；性别选入“聚类定义依据”（实训图 3-11）→“确定”，可以得到复式直条图，进行编辑可得到图 5-7。

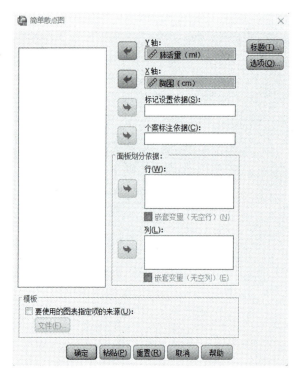

实训图 3-9　简单散点图对话框

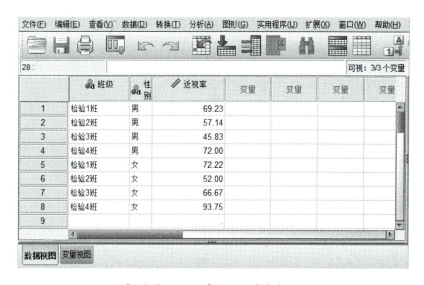

实训图 3-10　表 5-10 对应数据

六、构成图

实训例 3-6　第五章统计表与统计图,表 5-11,2021 年某地女性不同年龄 HPV 感染构成情况的资料。

(一)实例分析

该资料为构成比的资料,根据性质将制作构成图。

(二)SPSS 软件的计算

1. 建立数据文件:如实训图 3-12 进行数据录入。

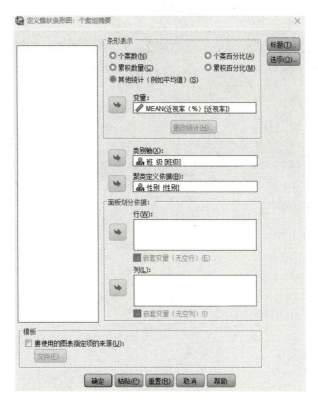

实训图 3-11　定义簇状条形图：个案组摘要

2. SPSS 程序中的操作步骤

（1）圆图的制作：通过"图形"→"旧对话框"→"饼图"→"个案组摘要"→"定义"→"定义饼图：个案组摘要"中阳性构成比选入"变量"；年龄组选入"分区定义依据"（实训图 3-13）→"确定"，可以得到圆图，进行编辑可得到图 5-8。

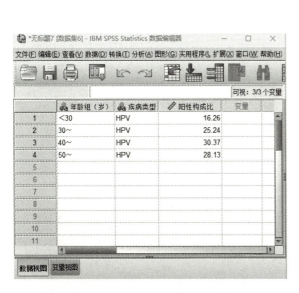

实训图 3-12　表 5-11 对应数据

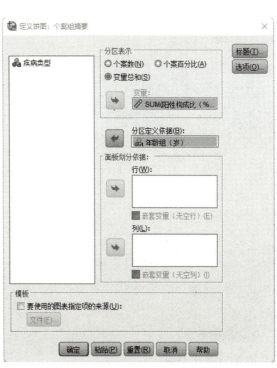

实训图 3-13　定义饼图：个案组摘要

（2）百分条图的制作：通过"图形"→"旧对话框"→"条形图"→"堆积"→"个案组摘要"→"定义堆积条形图：个案组摘要"中阳性构成比选入"变量"；疾病类型选入"类别轴"；年龄组选入"堆积定义依据"（如实训图 3-14 所示）→"确定"，可以得到百分条图，然后点击"转换图标坐标系"进行编辑可得到图 5-9。

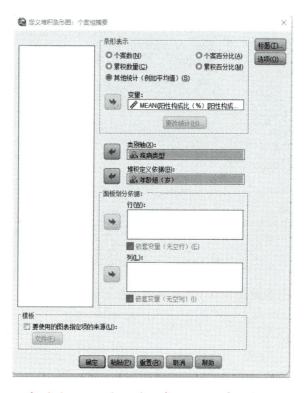

实训图 3-14　定义堆积条形图：个案组摘要

【实训评价】

1. 准确完整地录入原始数据。

2. 能正确操作 SPSS 软件，制作相应的统计图。

3. 能对统计图进行修改完善。

（马素媛）

实训四　t 检 验

【实训目的】

1. 学习巩固 t 检验的原理和方法。

2. 熟悉 t 检验的 SPSS 程序操作步骤。

3. 培养学生团队协作的精神。

【实训准备】

1. 物品　计算机。

2. 环境　MS windows 系统，IBM SPSS Statistics 25 软件等。

【实训学时】

2学时。

【实训方法与结果】

一、单样本 *t* 检验

实训例4-1 根据营养学要求,成年女性每日食物的推荐平均能量为7 725kcal。能量的国际单位为J,但在营养学和实际临床工作中常用kcal为单位。kcal与kJ换算关系为1kcal≈4.184kJ。

现随机抽查20名成年女性每日摄入食物的能量(kcal)数据:5 260,5 470,5 640,6 180,6 390,6 515,6 805,7 515,7 515,8 230,8 770,6 913,6 622,6 294,5 753,5 580,5 372,7 622,7 812,8 363。

问抽样的20个成年女性的摄入能量与全国平均水平是否相同。

(一)实例分析

实训例4-1中摄入能量是一个数值变量数据,要求比较抽样的20个成年女性的摄入能量与全国平均每日摄入能量是否相同,实际上是分析该样本来自的总体均数与已知的总体均数是否存在差异,属于单一数值变量分析,常用的检验方法为单样本均数的 *t* 检验。

(二)SPSS 软件的计算

1. 操作步骤

(1) 建立数据文件:数据录入如实训图4-1,定义变量名为"*X*",输入20个数据。

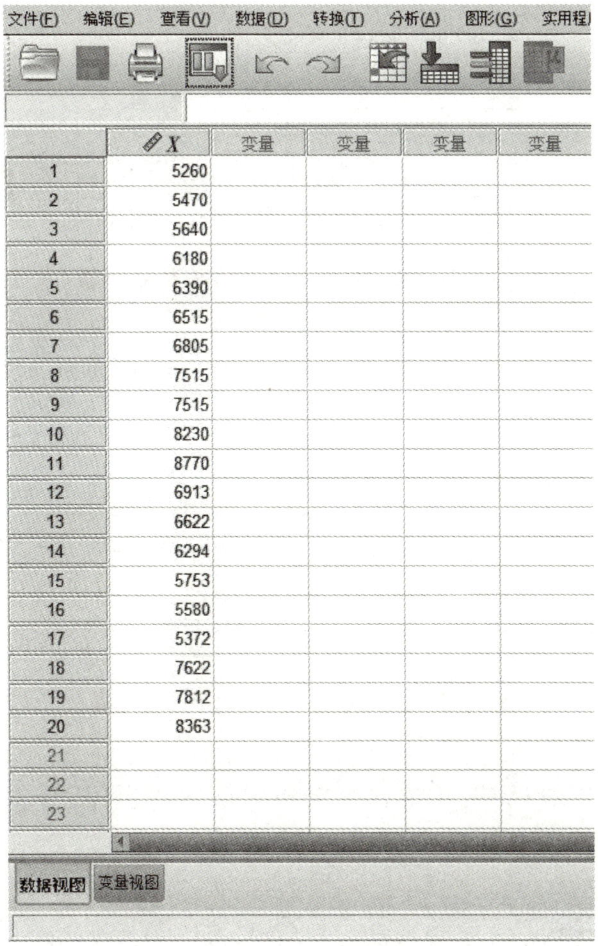

实训图 4-1 实例 4-1 的数据文件

(2) 在 SPSS 程序中按以下步骤操作：分析→比较平均值（M）→单样本 t 检验（S），弹出（单样本 t 检验）主对话框，如实训图 4-2 所示。

本例把变量［能量］，选入检验变量（T）→检验值（V）输入已知的总体均数，本例为［7 725］→点击选项（O）。弹出（选项）对话框，如实训图 4-3 所示。

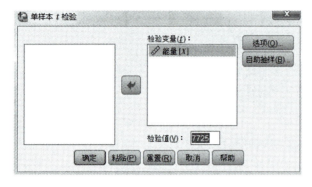 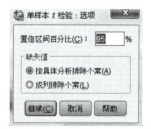

实训图 4-2　单样本 t 检验主对话框　　　　实训图 4-3　单样本 t 检验的选项对话框

置信区间百分比（C）：系统默认为 95%，是估计样本均数和总体均数之差的可信区间。

点击选项对话框的【继续】按钮，点击主对话框的【确定】按钮。

2. 主要输出结果

（1）计算出基本统计量结果如实训图 4-4 所示。

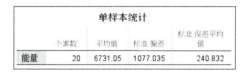

单样本统计				
	个案数	平均值	标准 偏差	标准 误差平均值
能量	20	6731.05	1077.035	240.832

实训图 4-4　实训例 4-1 的基本统计量

样本量 $n=20$，样本均数为 6 731.05，标准差为 1 077.035，标准误为 240.832。

（2）计算出 t 检验结果如实训图 4-5 所示。

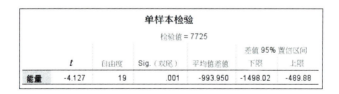

单样本检验					
检验值 = 7725					
					差值 95% 置信区间
	t	自由度	Sig.（双尾）	平均值差值	下限	上限
能量	-4.127	19	.001	-993.950	-1498.02	-489.88

实训图 4-5　实训例 4-1 的 t 检验结果

总体均数为 7 725，t 值为 -4.127，自由度 ν 为 19，P 值为（双侧）0.001，样本均数与总体均数之差为 -993.950，差值的 95% 置信区间为（-1 498.02，-489.88）。

（三）分析及结论

可见，本例的 $t=-4.127$，$P<0.05$，差异具有统计学意义，即变量为 X 的样本均数与总体均数不同，因样本均数小于总体均数，即可认为本例 20 名成年女性摄入能量不足。

二、配对样本 *t* 检验

实训例 4-2 第七章 *t* 检验,例 7-2,10 名肺结核患者用某药治疗前后的红细胞沉降率(mm/h)比较的资料。

(一) 实例分析

本例是同源配对的资料,比较用药前后的红细胞沉降率有无差异,采用配对样本均数的 *t* 检验。

(二) SPSS 软件的计算

1. 操作步骤

(1) 建立数据文件:在变量视图中定义变量为"配对编号""治疗前""治疗后",在数据视图中输入有关数据,如实训图 4-6 所示。

(2) 在 SPSS 程序中按以下步骤操作:分析→比较平均值(<u>M</u>)→成对样本 *t* 检验(<u>P</u>),弹出(成对样本 *t* 检验)主对话框,本例把变量[治疗前-治疗后],选入配对变量(<u>V</u>),点击【选项】按钮,设置置信区间百分比为 95%,点击选项对话框的【继续】按钮,点击主对话框的【确定】按钮,如实训图 4-7 所示。

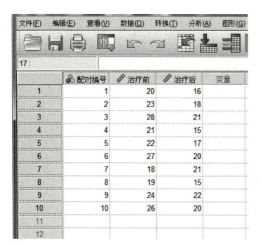

实训图 4-6 实训例 4-2 的数据文件

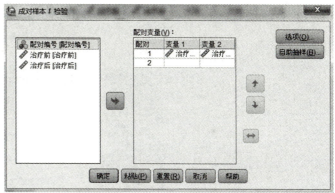

实训图 4-7 配对样本 *t* 检验主对话框

2. 主要输出结果 计算出 *t* 检验结果如下,如实训图 4-8 所示。

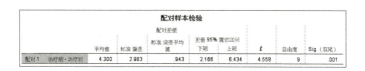

实训图 4-8 实训例 4-2 的 *t* 检验结果

配对样本差值的均数为 4.300,配对样本差值的标准差为 2.983,配对样本差值的标准误为 0.943,差值的 95% 可信区间为(2.166,6.434),*t* 值为 4.558,自由度 ν 为 9。*P* 值为(双侧)0.001。

(三) 分析及结论

本例的 $t=4.558$,$P<0.01$,差异具有统计学意义,可认为用药前后红细胞沉降率有差异,结合实例,即治疗后红细胞沉降率降低。

三、两独立样本 t 检验

实训例 4-3　某药物剂型对大鼠进行药物实验,对大鼠高血脂造模,分成两组,其中模型组 27 例,药物组 18 例。经过一段时间,测量大鼠血中的高密度脂蛋白胆固醇(HDL-cholesterol,HDL-Ch)含量(mmol/L),结果见资料。问该药物对 HDL-Ch 是否有影响?

两组大鼠血中 HDL-Ch 含量(mmol/L)

模型组	0.86	0.90	0.98	0.99	1.00	1.01	1.01	1.01	1.03	1.05
	1.08	1.08	1.09	1.10	1.10	1.10	1.11	1.14	1.16	1.17
	1.18	1.18	1.19	1.21	1.22	1.29	1.33			
药物组	1.02	1.11	1.33	1.14	1.35	1.15	1.26	1.18	1.09	1.19
	1.23	1.27	1.23	1.24	1.32	1.38	1.41	1.35		

(一)实例分析

本例是两组独立样本,分别给予不同的处理方式。要求分析比较该药物对 HDL-Ch 是否有影响,实际是要分析两组样本的 HDL-Ch 含量均数是否存在差异。采用两独立样本均数的 t 检验。

(二)SPSS 软件的计算

1. 操作步骤

(1) 建立数据文件:在变量视图中定义变量为"分组""HDL-Ch"。在数据视图中输入有关数据,如实训图 4-9 所示。

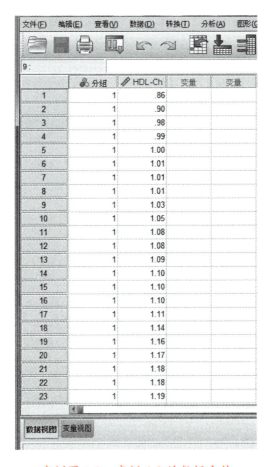

实训图 4-9　实例 4-3 的数据文件

（2）在 SPSS 程序中按以下步骤操作：分析→比较平均值（M）→独立样本 t 检验，弹出（独立样本 t 检验）主对话框，本例把变量［HDL-Ch］选入检验变量（T），把［分组］变量选入分组变量（G），点击【定义组】按钮，在弹出的对话框中，录入两组的赋值"1"和"2"。点击【选项】按钮，设置置信区间百分比为 95%，点击选项对话框的【继续】按钮，点击主对话框的【确定】按钮，如实训图 4-10 所示。

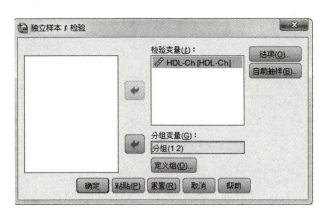

实训图 4-10 独立样本 t 检验主对话框

2. 主要输出结果 计算出 t 检验结果如实训图 4-11 所示。

独立样本检验

		莱文方差等同性检验		平均值等同性 t 检验					差值 95% 置信区间	
		F	显著性	t	自由度	Sig.（双尾）	平均值差值	标准误差差值	下限	上限
HDL-C	假定等方差	.013	.911	-4.240	43	.000	-.14093	.03324	-.20796	-.07389
	不假定等方差			-4.248	36.842	.000	-.14093	.03317	-.20815	-.07370

实训图 4-11 实例 4-3 的 t 检验结果

结果整体上分为两部分，方差齐性检验和两独立样本 t 检验。其中，t 检验的结果包括了方差齐和方差不齐的两种检验结果。在看结果时，首先要看方差齐性检验的结果，即两样本所来自的总体是否方差相等。

本例方差齐性检验：$F=0.013$，$P=0.911$，$P>0.05$，说明两组方差齐，采用方差齐的 t 检验结果，对应的 t 值为 4.240，P 值为（双侧）0.000。

（三）分析及结论

可见，本例的 $t=4.240$，$P<0.05$，差异具有统计学意义，可认为两组的 HDL-Ch 的结果有差异，结合实例，说明该药物对 HDL-Ch 有影响。

若方差不齐，则看第二行（t' 检验结果）。

【实验评价】

1. 准确完整地录入原始数据。

2. 正确操作 SPSS 软件 t 检验的计算步骤。

3. 对计算结果做出合理分析和解释。

（张奕蓉）

实训五 χ^2 检 验

【实训目的】

1. 学习巩固 χ^2 检验的用途及意义。

2. 熟悉 χ^2 检验的 SPSS 程序操作步骤。

3. 学会运用专业统计知识,去分析社会热点问题,揭示特殊现象。

【实训准备】

1. 物品　计算机。

2. 环境　MS windows 系统,IBM SPSS Statistics 25 软件等。

【实训学时】

2 学时。

【实训方法与结果】

一、四格表资料 χ^2 检验

实训例 5-1　第九章 χ^2 检验,例 9-1,研究吲达帕胺片治疗原发性高血压疗效的资料。

(一) 实例分析

从表 9-1 可以看出,该资料为试验组和对照组两个组的疗效比较,其中统计出有效人数和无效人数,是一个典型的四格表资料,采用 SPSS 软件分析中的交叉表进行统计分析。

(二) SPSS 软件的计算

1. 操作步骤

(1) 建立数据文件:研究吲达帕胺片治疗原发性高血压的疗效,数据录入如实训图 5-1。其中"组别"为分组变量,"治疗结果"为观测指标,"f"为四格表资料中四个格子的频数,即不同组别下某个治疗结果出现的频数。

实训图 5-1　表 9-1 对应的数据集

上图中,"组别"这一变量的赋值 1 代表试验组,2 代表对照组;"治疗结果"这一变量的赋值 1 代表有效,2 代表无效。

(2) SPSS 程序中的操作步骤:这里需要特别注意,四格表资料是已经经过整理的数据,而统计软件通常是根据原始数据进行分析的。因此,在进行 χ^2 检验前,首先需要用"f"对数据集进行加权。

1）数据加权：在实训图 5-1 的数据视图下，通过"数据（D）"→"个案加权（W）"进入"个案加权"对话框，选择"个案加权系数（W）"，将列表框中的"f"变量选入"频率变量（F）"，点击"确定"后出现输出对话框，显示"WEIGHT BY f"字样，最小化后回到数据视图界面。该过程见实训图 5-2、实训图 5-3。

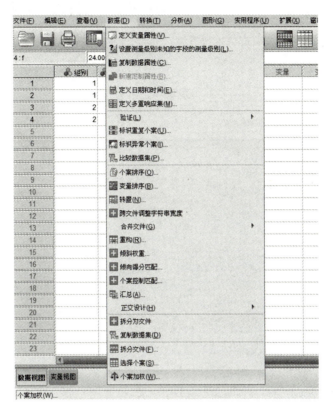

实训图 5-2　数据加权界面

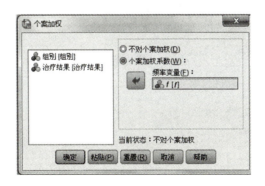

实训图 5-3　个案加权对话框

2）四格表资料的 χ^2 检验：经过数据加权后回到实训图 5-1 的数据视图下，通过"分析（A）"→"描述统计（E）"→"交叉表（C）"实现，如实训图 5-4 所示。

在弹出的"交叉表"对话框左侧的变量列表中选中行变量"组别"，单击"→"，将变量选入到"行（O）"列表框中，将列变量"治疗结果"选入"列（C）"列表框中。点击"统计（S）"进入"统计"对话框，选中"卡方（H）"前的方框，点击"继续（C）"后退出到"交叉表"界面，点击"确定"即可。如实训图 5-5、5-6。

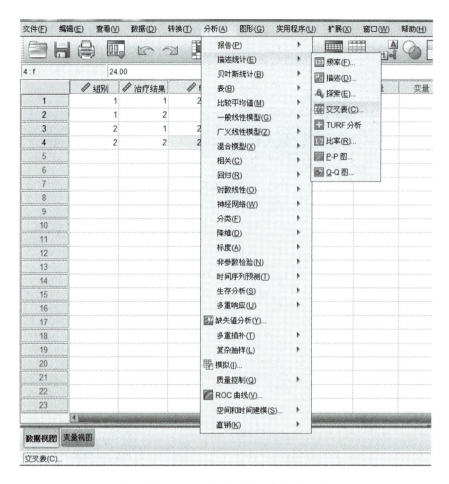

实训图 5-4　四格表资料 χ^2 检验路径

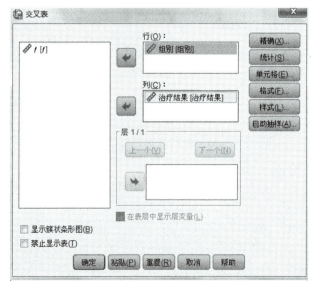

实训图 5-5　交叉表对话框

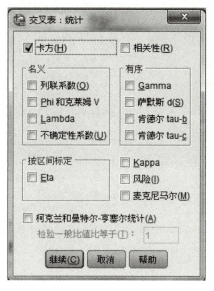

实训图 5-6　四格表资料 χ^2
检验统计对话框

2. 主要输出结果　如实训图 5-7。

组别 * 治疗结果 交叉表

计数

		治疗结果		总计
		有效	无效	
组别	试验组	21	5	26
	对照组	20	24	44
总计		41	29	70

卡方检验

	值	自由度	渐进显著性（双侧）	精确显著性（双侧）	精确显著性（单侧）
皮尔逊卡方	8.399[a]	1	.004		
连续性修正[b]	7.007	1	.008		
似然比	8.884	1	.003		
费希尔精确检验				.005	.003
线性关联	8.279	1	.004		
有效个案数	70				

a. 0 个单元格（0.0%）的期望计数小于 5。最小期望计数为 10.77。

b. 仅针对 2x2 表进行计算

实训图 5-7　四格表资料 χ^2 检验输出结果

（三）分析及结论

结果中的上半部分给出了四格表资料示意表，下面的 χ^2 检验结果中分别给出了 Pearson 卡方检验、连续性修正、似然比、Fisher 精确概率法等。每种方法对应的结果包括：χ^2 值、自由度、双侧显著性检验等项目。并且，在表的下方通过备注的形式给出了是否满足 χ^2 检验的条件，本例，备注"a"显示："0 个单元格（0.0%）的期望计数小于 5。最小期望计数为 10.77。"表示四格表中没有格子的理论频数小于 5,最小的理论频数为 10.77。因此,应采用 Pearson 卡方检验的结果,即 $\chi^2=8.399$,$P=0.004$,两组差异具有统计学意义,可以认为两组治疗原发性高血压的总体有效率不等,结合实例,可认为吲达帕胺片治疗原发性高血压是有效的。

二、配对四格表资料 χ^2 检验

实训例 5-2　第九章 χ^2 检验,例 9-3,两种方法检测结果比较的资料。

(一)实例分析

该资料为典型的配对四格表资料,用配对四格表资料 χ^2 检验的方法进行统计分析。

(二)SPSS 软件的计算

1. 操作步骤

(1)建立数据文件:研究乳胶凝集法和免疫荧光法两种方法的检测结果,数据录入如实训图 5-8。其中,两种方法的赋值 1 代表阳性(+),2 代表阴性(−)。"频数"变量表示两种方法检测结果不同组合下的频数。

	乳胶凝集法	免疫荧光法	频数	变量	变量	变量	变量	变量
1	1	1	11					
2	1	2	2					
3	2	1	12					
4	2	2	33					
5								
6								

实训图 5-8　表 9-3 对应的数据集

(2)SPSS 程序中的操作步骤:配对四格表资料 χ^2 检验的操作过程与四格表资料 χ^2 检验基本相同,首先要进行数据加权(本例权重变量为"频数"),再进行 χ^2 检验。不同的是进入"统计"对话框后,要选择"麦克尼马尔(M)"(实训图 5-9)。

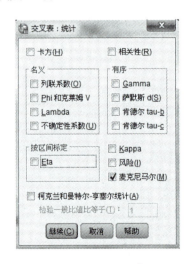

实训图 5-9　配对四格表资料 χ^2 检验统计对话框

Phi 和克莱姆:斐和克莱姆列联系数;Lambda:减少预测误差率;Gamma:两个等级变量之间关联度;Eta:关联度统计量;Kappa:吻合度测量系数。

2. 主要输出结果 如实训图 5-10。

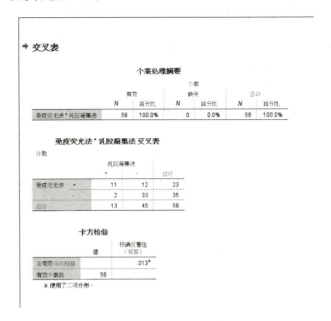

实训图 5-10　配对四格表资料 χ^2 检验输出结果

（三）分析及结论

由结果可以看出：SPSS 软件不能输出配对四格表资料 χ^2 检验的统计量值，仅输出 P 值。本例，$P=0.013$，两组差异具有统计学意义，可以认为两种方法的检测结果不同，结合实例，可认为免疫荧光法的阳性检测率较高。

三、R×C 表资料 χ^2 检验

实训例 5-3　根据第九章 χ^2 检验，例 9-4，三种方案治疗急性肝炎效果比较的资料。

（一）实例分析

该资料为西药、中药和中西药结合三种方法的疗效比较，是 3 个有效率之间的比较，属 3×2 表，采用 $R×C$ 表资料 χ^2 检验的方法进行统计分析。

（二）SPSS 软件的计算

1. 操作步骤

（1）建立数据文件：研究三种方案治疗急性无黄疸型病毒性肝炎的有效率，数据录入如实训图 5-11 所示。

	组别	治疗效果	频数	变量	变量	变量	变量	变量
1	1	1	51					
2	2	1	35					
3	3	1	59					
4	1	2	49					
5	2	2	45					
6	3	2	15					
7								
8								
9								
10								

实训图 5-11　表 9-4 对应的数据集

其中,三种方法的赋值 1 代表西药组,2 代表中药组,3 代表中西药结合组。治疗效果的赋值 1 代表有效,2 代表无效。"频数"变量表示三种方法治疗结果的频数。

(2) SPSS 程序中的操作步骤:$R \times C$ 表资料的 χ^2 检验操作过程与四格表资料的 χ^2 检验相同,要先进行数据加权,本例权重变量为"频数"。

2. 主要输出结果 如实训图 5-12。

个案处理摘要

	个案					
	有效		缺失		总计	
	N	百分比	N	百分比	N	百分比
组别 * 治疗效果	254	100.0%	0	0.0%	254	100.0%

组别 * 治疗效果 交叉表

计数

		治疗效果		总计
		有效	无效	
组别	西药组	51	49	100
	中药组	35	45	80
	中西药结合组	59	15	74
总计		145	109	254

卡方检验

	值	自由度	渐进显著性(双侧)
皮尔逊卡方	22.808[a]	2	.000
似然比	24.149	2	.000
线性关联	12.382	1	.000
有效个案数	254		

a. 0 个单元格 (0.0%) 的期望计数小于 5。最小期望计数为 31.76。

实训图 5-12 $R \times C$ 表资料 χ^2 检验输出结果

(三) 分析及结论

本例 $\chi^2 = 22.808$,$P < 0.001$,三组差异具有统计学意义,可以认为三种治疗方案的有效率不全相等。

【实训评价】

1. 准确完整地录入原始数据。

2. 正确操作 SPSS 软件 χ^2 检验的计算步骤。

3. 对计算结果做出合理分析和解释。

(杜 宏)

思考与练习参考答案

第一章

1. 统计资料可分为计量资料、计数资料和等级资料三种类型。计量资料的观测值是定量的,其特点是能够用数值大小衡量其水平的高低,一般有度量衡单位。计数资料的观测值是定性的,是将观察单位按某种属性或类别分组计数,分类汇总各组观察单位数后而得到的资料。等级资料也称半定量资料,是将观察单位按某种属性的不同程度分成等级后分组计数,分类汇总各组观察单位数后而得到的资料。

2. 医学统计学上的三类误差是指系统误差、随机测量误差和抽样误差。系统误差通过完善研究设计、规范操作流程、改进技术手段等方式,可以控制或消除。随机测量误差不可避免,但可以通过多次测量获得的均值对真实值进行准确的估计。抽样误差是不可避免的,但其大小可以用统计方法进行分析。

3. 习惯上将$P \leq 0.05$称为小概率事件,表示在一次观察或试验中该事件发生的可能性很小,可视为不可能发生。它是进行统计推断的重要基础。

第二章

1. 这四个指标均反映计量资料的离散程度。极差与四分位数间距可用于任何分布,后者较前者稳定,但均不能综合反映各观察值的变异程度;标准差最为常用,要求资料近似服从正态分布;变异系数可用于多组资料间度量衡单位不同或均数相差悬殊时的变异程度比较。

2. 第一组资料计算的几何均数为$2.61mg/m^3$,标准差为$0.27mg/m^3$。第二组资料计算的几何均数为$17mg/m^3$,标准差为$0.27mg/m^3$。两组资料均数不等,标准差相等,可见标准差的大小只与资料的离散程度有关,而与均数的大小无关。

第三章

1. 从表 3-3 可以看出样本为偏态分布资料,适用百分位数法,且血清中低密度脂蛋白含量过高和过低均属异常。因此计算公式为:

$$P_{2.5} = 1.6 + 0.3/2 \times (118 \times 2.5\% - 2) = 1.74$$

$$P_{97.5} = 4.3 + 0.3/8 \times (118 \times 97.5\% - 108) = 4.56$$

该地 50~60 岁健康男性的血清低密度脂蛋白含量的 95% 参考范围是 1.74~4.56mmol/L。

2. 该地正常成年女性的红细胞计数

$$下限为:\overline{X}-1.96S=4.18-1.96\times0.29=3.61$$

$$上限为:\overline{X}+1.96S=4.18+1.96\times0.29=4.75$$

故该地 95% 的正常成年女性红细胞计数所在的范围是 3.61×10^{12} L~4.75×10^{12}/L。

第四章

1. 不正确。

女性占 40%,男性占 60% 为构成比,构成比不能代替率来说明原发性高血压患者的患病情况。

2. 某抽样研究资料填补数据,见参考答案表 1。

参考答案表 1　某抽样研究资料填补数据

年龄/岁	人口数	患者数	新发病例数	死亡总数	其中因该病死亡数	患病率/‰	发病率/‰	死亡率/‰	病死率/%
0~<20	88 620	496	162	141	5	5.60	1.83	1.59	1.01
20~<40	46 842	463	186	65	13	9.88	3.97	1.39	2.81
40~<60	26 854	297	148	163	40	11.06	5.51	6.07	13.47
≥60	9 227	116	52	328	31	12.57	5.64	35.55	26.72
合计	171 543	1 372	548	697	89	8.00	3.19	4.06	6.49

第五章

1. 表 5-12 的缺点

(1) 无标题。

(2) 横标目与纵标目分类不明确,标目设计不合理,不便于比较分析。

(3) 线条过多,出现斜线。具体修改见参考答案表 2。

参考答案表 2　2020 年某医院用干化学分析法和沉渣分析法检测尿液结果

检测方法	红细胞检测结果			白细胞检测结果		
	例数	阳性	阳性率/%	例数	阳性	阳性率/%
干化学分析仪	500	130	26.00	500	133	26.60
尿沉渣分析法	500	149	29.80	500	131	26.20

2. 制作统计图,见参考答案图 1

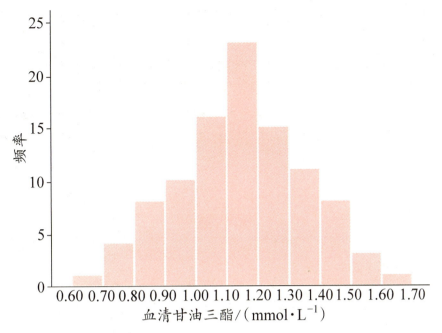

参考答案图 1　某年某单位 100 名正常成年女子的血清甘油三酯直方图

第六章

1. 标准差和标准误之间既有区别,也有联系。

(1) 区别

1) 概念不同:标准差是描述观察值之间的变异程度;标准误是描述抽样误差大小的指标。

2) 用途不同:标准差常用于表示变量值对均数的波动大小;标准误常用于表示样本统计量对总体参数的波动情况。

3) 它们与样本含量的关系不同:当样本含量 n 足够大时,标准差趋向稳定;而标准误随 n 的增大而减小,甚至趋于 0。

(2) 联系

1) 都是描述变异程度的指标。

2) 由于标准误与标准差成正比,n 一定时,标准差越大,标准误越大。

2. 根据题意,家庭医疗费用近似正态分布,家庭的 95% 年医疗费用支出范围,即为 95% 的可信区间。

样本量 $n=400$,其标准误为 $S_{\bar{X}}=\dfrac{1\,200}{\sqrt{400}}=60$。

根据公式 $(\bar{X}\pm1.96S_{\bar{X}})$,该地家庭年医疗费用支出 95% 的可信区间为 $(2\,580\pm1.96\times60)$ 元,即为 2 462.4~2 697.6 元。

3. 参考答案

(1) 均数的标准误可以用来衡量样本均数的抽样误差大小,即

$$S=0.78\mathrm{mmol/L}, \quad n=100, \quad S_{\bar{X}}=\frac{S}{\sqrt{n}}=\frac{0.78}{\sqrt{100}}=0.078(\mathrm{mmol/L})$$

(2) 样本含量为100,属于大样本,可采用近似正态的方法计算可信区间。

95% 的可信区间:

$$(\overline{X}-1.96S_{\overline{X}},\overline{X}+1.96S_{\overline{X}})=(5.40-1.96\times0.078,5.40+1.96\times0.078)=(5.25,5.55)$$

故该地 100 名儿童的胆固醇平均水平的 95% 可信区间为 5.25~5.55mmol/L。

(3) 因为 100 名曾患心脏病且胆固醇高的子代儿童的胆固醇平均水平的 95% 可信区间的下限高于正常儿童的总胆固醇平均水平 4.55mmol/L,提示患心脏病且胆固醇高的父辈,其子代胆固醇水平较高,即高胆固醇具有一定的家庭聚集性。

第七章

1. 采用两独立样本均数的 t 检验方法。

(1) 建立检验假设,确定检验水准

H_0:幽门螺杆菌对生长抑制素含量无影响,即 $\mu_1=\mu_2$。

H_1:幽门螺杆菌对生长抑制素含量有影响,即 $\mu_1\neq\mu_2$。

$\alpha=0.05$(双侧)。

(2) 计算检验统计量 t。

$$S_{\overline{X}_1-\overline{X}_2}=\sqrt{\frac{(20-1)\times27.50^2+(10-1)\times34.50^2}{20+10-2}\left(\frac{1}{20}+\frac{1}{10}\right)}=11.59$$

$$t=\frac{\overline{X}_1-\overline{X}_2}{S_{\overline{X}_1-\overline{X}_2}}=\frac{260.20-387.40}{11.59}=-10.97$$

$$\nu=(n_1-1)+(n_2-1)=(20-1)+(10-1)=28$$

(3) 确定 P 值,作出统计推断。

以 $\nu=28$ 查 t 分布界值表(附表 2),得 $t_{0.05/2,28}=2.048$,$|t|=10.97>t_{0.05/2,28}$,则 $P<0.05$。按 $\alpha=0.05$ 的水准,拒绝 H_0,接受 H_1,两组差异具有统计学意义,可认为幽门螺杆菌对生长抑制素含量有影响。

2. 本题采用配对样本均数比较的 t 检验。先根据配对资料的数据处理,见参考答案表 3。

参考答案表 3　两种方法测量头发金属锰含量结果比较

单位:mg/L

样品编号	A 方法	B 方法	差数(d)	d^2
1	2.3	2.8	−0.5	0.25
2	3.4	4.0	−0.6	0.36
3	7.1	8.0	−0.9	0.81
4	4.0	4.9	−0.9	0.81
5	5.5	5.4	0.1	0.01
6	8.1	8.9	−0.8	0.64

样品编号	A 方法	B 方法	差数(d)	d^2
7	1.1	1.3	−0.2	0.04
8	1.8	2.1	−0.3	0.09
合计	—	—	4.1	3.01

假设检验步骤如下:

(1) 建立检验假设,确定检验水准。

H_0: 两种方法测定头发金属锰的含量无差异,即 $\mu_d=0$。

H_1: 两种方法测定头发金属锰的含量有差异,即 $\mu_d\neq0$。

$\alpha=0.05$(双侧)。

(2) 计算检验统计量 t。

$$\sum d=4.1,\quad \sum d^2=3.01,\quad \bar{d}=\frac{\sum d}{n}=\frac{4.1}{8}=0.512\ 5$$

$$S=\sqrt{\frac{\sum d^2-(\sum d)^2/n}{n-1}}=\sqrt{\frac{3.01-(4.1)^2/8}{8-1}}=0.360$$

$$t=\frac{\bar{d}}{S_{\bar{d}}}=\frac{0.512\ 5}{0.360/\sqrt{8}}=4.027$$

$$\nu=n-1=8-1=7$$

(3) 确定 P 值,作出统计推断。

以 $\nu=7$ 查 t 分布界值表(附表 2),得 $t_{0.05/2,7}=2.365$,$t=4.027>t_{0.05/2,7}$,则 $P<0.05$。按 $\alpha=0.05$ 的水准,拒绝 H_0,接受 H_1,两种方法检测结果差异具有统计学意义,结合实例,可认为 B 方法测得的头发金属锰含量较高。

第八章

1. 参考答案

(1) 由于测定的是大鼠支气管总管壁的厚度,故其属于多组计量资料。

(2) 按完全随机设计方案,将 27 只大鼠分为 3 组进行试验,属于完全随机设计方案。

(3) 统计检验步骤

1) 建立检验假设,确定检验水准

H_0: 三组大鼠的支气管总管壁的厚度相同,即 $\mu_1=\mu_2=\mu_3$。

H_1: 三组大鼠的支气管总管壁的厚度不全相同,即 μ_1、μ_2、μ_3 不全相等。

$\alpha=0.05$。

2) 计算检验统计量 F:完全随机设计的方差分析结果见参考答案表 4。

参考答案表4　完全随机设计的方差分析结果

变异来源	SS	v	MS	F
总变异	198.747	26		
处理组间	121.167	2	60.584	18.74
组内（误差）	77.580	24	3.232	

3）确定 P 值，做出推断结论。

以 $\nu_1=2$，$\nu_2=24$，查 F 界值表（附表4），得 $P<0.05$，按照 $\alpha=0.05$ 的检验水准，拒绝 H_0，接受 H_1，差异具有统计学意义，可认为大鼠支气管总管壁的厚度三组总体均数不全相同。

2. 参考答案

（1）由于测定的是3组大鼠的总蛋白水平，故本例属于多组计量资料。

（2）36只大鼠按性别、体重配成12个配伍组。每一配伍组的3只大鼠被随机分配到对照组、损伤组与激素组，故本例为随机区组设计方差分析。

（3）统计分析具体步骤

1）建立检验假设，确定检验水准。

H_0：3组大鼠总蛋白水平的总体均值相同，即 $\mu_1=\mu_2=\mu_3$

H_1：3组大鼠总蛋白水平的总体均值不全相同，即 μ_1、μ_2、μ_3 不全相等。

$\alpha=0.05$。

2）计算检验统计量 F。

方差分析结果见参考答案表5。

参考答案表5　随机区组设计的方差分析结果

变异来源	SS	v	MS	F
总变异	9.810 9	35		
处理间	9.551 2	2	4.775 6	719.80
区组间	0.113 8	11	0.010 3	1.56
误差	0.145 9	22	0.006 6	

3）确定 P 值，做出推断结论。

对于处理因素，分子自由度 $\nu_{处理}=2$，分母自由度 $\nu_{误差}=22$，查 F 界值表（附表4），得 $F_{0.05(2,22)}=3.44$。由于 $F=719.80>F_{0.05(2,22)}$，故 $P<0.05$，按照 $\alpha=0.05$ 的检验水准，拒绝 H_0，接受 H_1，差异具有统计学意义，可认为3组大鼠总蛋白水平的总体均值不全相同；对于区组因素，分子自由度 $\nu_{区组}=11$，分母自由度 $\nu_{误差}=22$，查 F 界值表（附表4），得 $F_{0.05(11,22)}=2.27$。由于 $F=1.56$，$F<F_{0.05(11,22)}$，故 $P>0.05$，按照 $\alpha=0.05$ 的检验水准，不拒绝 H_0，尚不能认为不同性别、体重大鼠总蛋白水平的总体均值不同。

3. 参考答案

（1）建立检验假设，确定检验水准。

H_0：任意两对比组的总体均数相等，即 $\mu_A=\mu_B$。

H_1：任意两对比组的总体均数不相等，即 $\mu_A\neq\mu_B$。

$\alpha=0.05$。

(2) 计算检验统计量 q

1) 将三个样本均数按从小到大的顺序排列,并编上组次。

组次	1	2	3
组别	正常对照组	布地奈德治疗组	哮喘组
均数	25.62	26.93	30.49

2) 列 q 值计算表:分析结果见参考答案表 6。

参考答案表 6　三个样本均数间的两两比较 q 检验

对比组 (A 与 B) (1)	组数 (α) (2)	均数之差 (3)	q 值 (4)	q 界值		P 值 (7)
				0.05 (5)	0.01 (6)	
1 与 3	3	4.87	8.34	3.58	4.64	<0.05
1 与 2	2	1.31	2.17	2.95	4.02	>0.05
2 与 3	2	3.56	5.77	2.95	4.02	<0.05

(3) 确定 P 值,做出统计推断。

按 $\alpha=0.05$ 水准,1 与 3 相比拒绝 H_0,接受 H_1,有统计学意义;1 与 2 相比不拒绝 H_0,差异无统计学意义;2 与 3 相比拒绝 H_0,接受 H_1,差异具有统计学意义,进行两两比较后得出哮喘组高于布地奈德治疗组。

第九章

1. 参考答案

χ^2 检验的基本步骤为:

(1) 建立检验假设,确定检验水准。

H_0:甲、乙两种疗法的总体治愈率相等,即 $\pi_1=\pi_2$。

H_1:甲、乙两种疗法的总体治愈率不相等,即 $\pi_1\neq\pi_2$。

$\alpha=0.05$。

(2) 计算检验统计量 χ^2。

本例 $n=71$,但 $T_{12}=(33\times9)/71=4.18<5$,故选用 χ^2 检验的校正公式。

$$\chi_c^2=\frac{(|ad-bc|-n/2)^2 n}{(a+b)(c+d)(a+c)(b+d)}=\frac{(|26\times2-7\times36|-71/2)^2\times71}{33\times38\times62\times9}=2.75$$

(3) 确定 P 值,作出统计推断。

以 $\nu=1$ 查 χ^2 分布界值表(附表 7),得 $\chi_{0.05,1}^2=3.84$,$\chi_c^2=2.75<\chi_{0.05,1}^2$,$P>0.05$。按 $\alpha=0.05$ 的水准,不拒绝 H_0,甲、乙两种疗法差异无统计学意义,尚不能认为甲、乙两种疗法的总体治愈率有差异。

2. 参考答案见参考答案表 7。

参考答案表7　三种矫治近视措施的近期效果

矫治方法	观察例数	有效例数	近期有效率/%
夏天无眼药水	135	(51)	37.78
新医疗法	32	(6)	18.75
眼保健操	18	(5)	27.78

本题为三种矫治近视眼措施的近期疗效的近期有效率比较,由于是三个样本率的比较,不能直接依据样本率得出结论,必须经过假设检验后才能知道有无差异。

3. 参考答案

χ^2 检验的基本步骤:

(1) 建立检验假设,确定检验水准。

H_0:甲、乙两法的检出总体率相同,即 $B=C$。

H_1:甲、乙两法的检出总体率不相同,即 $B \neq C$。

$\alpha=0.05$。

(2) 计算检验统计量 χ^2。

本例 $b+c=46>40$,得:

$$\chi^2 = \frac{(b-c)^2}{b+c} = \frac{(25-21)^2}{25+21} = 0.35$$

(3) 确定 P 值,作出统计推断。

以 $\nu=1$ 查 χ^2 分布界值表(附表 7),得 $\chi^2_{0.05,1}=3.84$,本例 $\chi^2=0.35<\chi^2_{0.05,1}$,$P>0.05$。按 $\alpha=0.05$ 的水准,不拒绝 H_0,两法差异无统计学意义,尚不能认为甲、乙两法的检出率不同。

第十章

1. 参考答案

(1) 该资料为计量资料。

(2) 该研究属于配对设计方案。

(3) 检验步骤

1) 建立检验假设,确定检验水准。

H_0:差值的总体中位数为零,即 $M_d=0$。

H_1:差值的总体中位数不为零,即 $M_d \neq 0$。

$\alpha=0.05$。

2) 计算检验统计量 T,见参考答案表 8。

3) 确定 P 值,做出推断结论。

由于 $n=8$,查 T 界值表(附表 8),得 $T_{0.05(8)}=3\sim33$,$T=3$ 恰好落在界点上,$P=0.05$,按 $\alpha=0.05$,拒绝 H_0,接受 H_1,差异具有统计学意义,可认为健康男子服用肠溶醋酸棉酚片前后的精液中精子浓度有差异。

单位：万/ml

编号	服药前（万/ml）	服药后（万/ml）	d（万/ml）	秩次
1	6 000	660	−5 340	−6
2	22 000	5 600	−16 400	−7
3	5 900	3 700	−2 200	−3
4	4 400	5 000	600	2
5	6 000	6 300	300	1
6	6 500	1 200	−5 300	−5
7	26 000	1 800	−24 200	−8
8	5 800	2 200	−3 600	−4
合计			$T_+=3$	$T_-=33$

2. 参考答案

(1) 该资料属于计量资料。

(2) 研究设计为两独立样本比较的秩和检验。

(3) 检验步骤

1) 建立检验假设，确定检验水准。

H_0：两组孕妇葡萄糖耐受水平的总体分布位置相同。

H_1：两组孕妇葡萄糖耐受水平的总体分布位置不同。

$\alpha=0.05$。

2) 计算检验统计量 T，见参考答案表9。

参考答案表9　两组孕妇葡萄糖耐受水平的测试结果

未患妊娠合并症组		患有妊娠合并症组	
测试结果/(mmol·L^{-1})	秩次	测试结果/(mmol·L^{-1})	秩次
122	5	181	15.5
110	1	120	4
119	3	140	11
135	10	177	14
117	2	128	7
133	9	162	13
127	6	184	17
141	12	132	8
		181	15.5
$n_1=8$	$T_1=48$	$n_2=9$	$T_2=105$

3）确定 P 值,做出推断结论。

由于两样本例数不同,以例数较小者对应的秩和作为统计量,取 $n_1=8$,$T=T_1=48$,查 T 界值表(附表 9),得 $T_{0.05(8)}=51\sim93$,$T=48$ 落在此范围外,故 $P<0.05$,按 $\alpha=0.05$,拒绝 H_0,接受 H_1,差异具有统计学意义,可认为两类孕妇的葡萄糖耐受能力不同。

3. 参考答案

(1)该资料属于计量资料。

(2)研究设计为多个独立样本比较的秩和检验。

(3)检验步骤。

1）建立检验假设,确定检验水准。

H_0:三组人的血浆皮质醇含量的总体分布位置相同。

H_1:三组人的血浆皮质醇含量的总体分布位置不全相同。

$\alpha=0.05$。

2）计算检验统计量 H,见参考答案表 10。

参考答案表 10　三组人群的血浆皮质醇测定值(nmol/L)

正常/(nmol·L^{-1})	秩次	单纯性肥胖/(nmol·L^{-1})	秩次	质醇增多症/(nmol·L^{-1})	秩次
0.4	1	0.6	2	9.8	20
1.9	4	1.2	3	10.2	21
2.2	6	2.0	5	10.6	22
2.5	8	2.4	7	13.0	23
2.8	9	3.1	10.5	14.0	25
3.1	10.5	4.1	14	14.8	26
3.7	12	5.0	16	15.6	27
3.9	13	5.9	17	16.6	28
4.6	15	7.4	19	21.6	29
7.0	18	13.6	24	24.0	30
合计	96.5		117.5		251

$$H=\frac{12}{N(N+1)}\sum\frac{R_i^2}{n_i}-3(N+1)=\frac{12}{30\times(30+1)}\times\left(\frac{96.5^2}{10}+\frac{117.5^2}{10}+\frac{251^2}{10}\right)-3\times(30+1)=18.12$$

3）确定 P 值,做出推断结论。

现 $k=3$,H 服从 $\nu=k-1=3-1=2$ 的 χ^2 分布,查 χ^2 分布界值表(附表 7),得 $\chi^2_{0.05,2}=5.9$,$H>\chi^2_{0.05,2}$,故 $P<0.05$,按 $\alpha=0.05$ 水准,拒绝 H_0,接受 H_1,差异有统计学意义,可认为三组人的血浆皮质醇含量的总体分布有差异。

第十一章

1. 相关系数 r 和回归系数 b 的区别与联系

(1) 二者区别

1) 资料要求不同,直线回归要求 Y 服从正态分布,直线相关要求 X、Y 都服从正态分布。

2) 意义不同。

3) 应用目的不同,两变量的数量依存关系用回归分析,两变量间的相关用相关分析。

4) 取值范围不同。

5) 量度单位不同。

(2) 二者联系

1) 对同一资料,其 r 与 b 的正负号一致。

2) 对同一样本,$t_r = t_b$。

3) 对同一资料,r 与 b 值可相互换算。

2. 参考答案

(1) 绘制散点图,见参考答案图2。

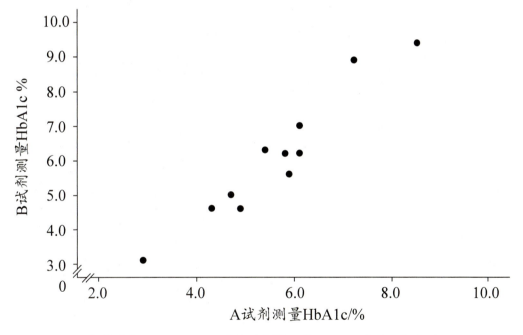

参考答案图 2　A、B 两种检测试剂测量 HbA1c 结果的散点图

(2) 计算相关系数

1) 计算 XY, X^2, Y^2,并计算合计见参考答案表11。

参考答案表 11　A、B 两种试剂检测 11 名正常成年人 HbA1c 的结果

编号	X(A 试剂测量 HbA1c/%)	Y(B 试剂测量 HbA1c/%)	XY	X^2	Y^2
1	4.7	5.0	23.50	22.09	25.00
2	6.1	6.2	37.82	37.21	38.44

编号	X(A 试剂测量 HbA1c/%)	Y(B 试剂测量 HbA1c/%)	XY	X^2	Y^2
3	5.9	5.6	33.04	34.81	31.36
4	6.1	7.0	42.70	37.21	49.00
5	5.8	6.2	35.96	33.64	38.44
6	8.5	9.4	79.90	72.25	88.36
7	4.9	4.6	22.54	24.01	21.16
8	5.4	6.3	34.02	29.16	39.69
9	4.3	4.6	19.78	18.49	21.16
10	2.9	3.1	8.99	8.41	9.61
11	7.2	8.9	64.08	51.84	79.21
合计	61.8	66.9	402.33	369.12	441.43

2) 代入式 11-2、式 11-3、式 11-4,得:

$$l_{XX} = \sum X^2 - \frac{(\sum X)^2}{n} = 369.12 - \frac{61.8^2}{11} = 21.92$$

$$l_{YY} = \sum Y^2 - \frac{(\sum Y)^2}{n} = 441.43 - \frac{66.9^2}{11} = 34.56$$

$$l_{XY} = \sum XY - \frac{(\sum X)(\sum Y)}{n} = 402.33 - \frac{61.8 \times 66.9}{11} = 26.47$$

代入式 11-1 得:

$$r = \frac{l_{XY}}{\sqrt{l_{XX} l_{YY}}} = \frac{26.47}{\sqrt{21.92 \times 34.56}} = 0.962$$

由计算结果可知,r 为 0.962,两种试剂测量 HbA1c 存在正相关关系,且相关程度比较强。

第十二章

1. 抽样方法有单纯随机抽样、系统抽样、整群抽样、分层抽样。

各种抽样方法各有其优缺点,抽样误差一般是整群抽样≥单纯随机抽样≥系统抽样≥分层抽样。

2. 完全随机设计,优点是简单易行,缺点是只能分析一个因素,效率不太高;配对设计,优点是可以节约样本含量,增强组间均衡性,提高试验效率,减轻人力、物力和财力负担;随机区组设计,优点是进一步提高了处理组的均衡性及可比性,节约样本含量,提高实验效率。

3. 参考分组方法及步骤(此答案不唯一):

(1) 将 12 只大鼠按体重从小到大依次编号为 1~12。

（2）查附表 13,可以从表中任意一行或一列,任意一个方向查抄随机数字(遇到相同的随机数字可跳过),如从"随机数字表"第 35 行第 1 列向右查,再按随机数字从小到大的顺序编序号。事先设定规则：序号 1~6 对应的大鼠分为 A 组,序号 7~12 对应的大鼠分为 B 组,分组结果见参考答案表 12。

参考答案表 12　用随机数字法将 12 只实验用大鼠分为等量两组

动物编号	1	2	3	4	5	6	7	8	9	10	11	12
随机数字	69	92	06	34	13	59	71	74	17	32	27	55
序号	9	12	1	6	2	8	10	11	3	5	4	7
分组	B	B	A	A	A	B	B	B	A	A	A	B

统 计 用 表

附表 1 标准正态分布曲线下左侧尾部面积 $\Phi(z)$ 值

z	0.00	0.01	0.02	0.03	0.04	0.05	0.06	0.07	0.08	0.09
−3.0	0.001 3	0.001 3	0.001 3	0.001 2	0.001 2	0.001 1	0.001 1	0.001 1	0.001 0	0.001 0
−2.9	0.001 9	0.001 8	0.001 8	0.001 7	0.001 6	0.001 6	0.001 5	0.001 5	0.001 4	0.001 4
−2.8	0.002 6	0.002 5	0.002 4	0.002 3	0.002 3	0.002 2	0.002 1	0.002 1	0.002 0	0.001 9
−2.7	0.003 5	0.003 4	0.003 3	0.003 2	0.003 1	0.003 0	0.002 9	0.002 8	0.002 7	0.002 6
−2.6	0.004 7	0.004 5	0.004 4	0.004 3	0.004 1	0.004 0	0.003 9	0.003 8	0.003 7	0.003 6
−2.5	0.006 2	0.006 0	0.005 9	0.005 7	0.005 5	0.005 4	0.005 2	0.005 1	0.004 9	0.004 8
−2.4	0.008 2	0.008 0	0.007 8	0.007 5	0.007 3	0.007 1	0.006 9	0.006 8	0.006 6	0.006 4
−2.3	0.010 7	0.010 4	0.010 2	0.009 9	0.009 6	0.009 4	0.009 1	0.008 9	0.008 7	0.008 4
−2.2	0.013 9	0.013 6	0.013 2	0.012 9	0.012 5	0.012 2	0.011 9	0.011 6	0.011 3	0.011 0
−2.1	0.017 9	0.017 4	0.017 0	0.016 6	0.016 2	0.015 8	0.015 4	0.015 0	0.014 6	0.014 3
−2.0	0.022 8	0.022 2	0.021 7	0.021 2	0.020 7	0.020 2	0.019 7	0.019 2	0.018 8	0.018 3
−1.9	0.028 7	0.028 1	0.027 4	0.026 8	0.026 2	0.025 6	0.025 0	0.024 4	0.023 9	0.023 3
−1.8	0.035 9	0.035 1	0.034 4	0.033 6	0.032 9	0.032 2	0.031 4	0.030 7	0.030 1	0.029 4
−1.7	0.044 6	0.043 6	0.042 7	0.041 8	0.040 9	0.040 1	0.039 2	0.038 4	0.037 5	0.036 7
−1.6	0.054 8	0.053 7	0.052 6	0.051 6	0.050 5	0.049 5	0.048 5	0.047 5	0.046 5	0.045 5
−1.5	0.066 8	0.065 5	0.064 3	0.063 0	0.061 8	0.060 6	0.059 4	0.058 2	0.057 1	0.055 9
−1.4	0.080 8	0.079 3	0.077 8	0.076 4	0.074 9	0.073 5	0.072 1	0.070 8	0.069 4	0.068 1
−1.3	0.096 8	0.095 1	0.093 4	0.091 8	0.090 1	0.088 5	0.086 9	0.085 3	0.083 8	0.082 3
−1.2	0.115 1	0.113 1	0.111 2	0.109 3	0.107 5	0.105 6	0.103 8	0.102 0	0.100 3	0.098 5
−1.1	0.135 7	0.133 5	0.131 4	0.129 2	0.127 1	0.125 1	0.123 0	0.121 0	0.119 0	0.117 0
−1.0	0.158 7	0.156 2	0.153 9	0.151 5	0.149 2	0.146 9	0.144 6	0.142 3	0.140 1	0.137 9

z	0.00	0.01	0.02	0.03	0.04	0.05	0.06	0.07	0.08	0.09
−0.9	0.184 1	0.181 4	0.178 8	0.176 2	0.173 6	0.171 1	0.168 5	0.166 0	0.163 5	0.161 1
−0.8	0.211 9	0.209 0	0.206 1	0.203 3	0.200 5	0.197 7	0.194 9	0.192 2	0.189 4	0.186 7
−0.7	0.242 0	0.238 9	0.235 8	0.232 7	0.229 6	0.226 6	0.223 6	0.220 6	0.217 7	0.214 8
−0.6	0.274 3	0.270 9	0.267 6	0.264 3	0.261 1	0.257 8	0.254 6	0.251 4	0.248 3	0.245 1
−0.5	0.308 5	0.305 0	0.301 5	0.298 1	0.294 6	0.291 2	0.287 7	0.284 3	0.281 0	0.277 6
−0.4	0.344 6	0.340 9	0.337 2	0.333 6	0.330 0	0.326 4	0.322 8	0.319 2	0.315 6	0.312 1
−0.3	0.382 1	0.378 3	0.374 5	0.370 7	0.366 9	0.363 2	0.359 4	0.355 7	0.352 0	0.348 3
−0.2	0.420 7	0.416 8	0.412 9	0.409 0	0.405 2	0.401 3	0.397 4	0.393 6	0.389 7	0.385 9
−0.1	0.460 2	0.456 2	0.452 2	0.448 3	0.444 3	0.440 4	0.436 4	0.432 5	0.428 6	0.424 7
−0.0	0.500 0	0.496 0	0.492 0	0.488 0	0.484 0	0.480 1	0.476 1	0.472 1	0.468 1	0.464 1

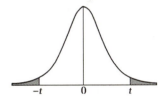

附表 2　t 分布界值表（双侧尾部面积）

自由度 ν	概率，P									
	单侧：0.25	0.20	0.10	0.05	0.025	0.01	0.005	0.002 5	0.001	0.000 5
	双侧：0.50	0.40	0.20	0.10	0.05	0.02	0.01	0.005	0.002	0.001
1	1.000	1.376	3.078	6.314	12.706	31.821	63.657	127.321	318.309	636.619
2	0.816	1.061	1.886	2.920	4.303	6.965	9.925	14.089	22.327	31.599
3	0.765	0.978	1.638	2.353	3.182	4.541	5.841	7.543	10.215	12.924
4	0.741	0.941	1.533	2.132	2.776	3.747	4.604	5.598	7.173	8.610
5	0.727	0.920	1.476	2.015	2.571	3.365	4.032	4.773	5.893	6.869
6	0.718	0.906	1.440	1.943	2.447	3.143	3.707	4.317	5.208	5.959
7	0.711	0.896	1.415	1.895	2.365	2.998	3.499	4.029	4.785	5.408
8	0.706	0.889	1.397	1.860	2.306	2.896	2.355	3.833	4.501	5.041
9	0.703	0.883	1.383	1.833	2.262	2.821	3.250	3.690	4.297	4.781
10	0.700	0.879	1.372	1.812	2.228	2.764	3.169	3.581	4.144	4.587
11	0.697	0.876	1.363	1.796	2.201	2.718	3.106	3.497	4.025	4.437
12	0.695	0.873	1.356	1.782	2.179	2.681	3.055	3.428	3.930	4.318
13	0.694	0.870	1.350	1.771	2.160	2.650	3.012	3.372	3.852	4.221
14	0.692	0.868	1.345	1.761	2.145	2.624	2.977	3.325	3.787	4.140
15	0.691	0.866	1.341	1.753	2.131	2.602	2.947	3.286	3.733	4.073

自由度 ν		0.25	0.20	0.10	0.05	0.025	0.01	0.005	0.002 5	0.001	0.000 5
	单侧：					概率，P					
	双侧：	0.50	0.40	0.20	0.10	0.05	0.02	0.01	0.005	0.002	0.001
16		0.690	0.865	1.337	1.746	2.120	2.583	2.921	3.252	3.686	4.015
17		0.689	0.863	1.333	1.740	2.110	2.567	2.898	3.222	3.646	3.965
18		0.688	0.862	1.330	1.734	2.101	2.552	2.878	3.197	3.610	3.922
19		0.688	0.861	1.328	1.729	2.093	2.539	2.861	3.174	3.579	3.883
20		0.687	0.860	1.325	1.725	2.086	2.528	2.845	3.153	3.552	3.850
21		0.686	0.859	1.323	1.721	2.080	2.518	2.831	3.135	3.527	3.819
22		0.686	0.858	1.321	1.717	2.074	2.508	2.819	3.119	3.505	3.792
23		0.685	0.858	1.319	1.714	2.069	2.500	2.807	3.104	3.485	3.768
24		0.685	0.857	1.318	1.711	2.064	2.492	2.797	3.091	3.467	3.745
25		0.684	0.856	1.316	1.708	2.060	2.485	2.787	3.078	3.450	3.725
26		0.684	0.856	1.315	1.706	2.056	2.479	2.779	3.067	3.435	3.707
27		0.684	0.855	1.314	1.703	2.052	2.473	2.771	3.057	3.421	3.690
28		0.683	0.855	1.313	1.701	2.048	2.467	2.763	3.047	3.408	3.674
29		0.683	0.854	1.311	1.699	2.045	2.462	2.756	3.038	3.396	3.659
30		0.683	0.854	1.310	1.697	2.042	2.457	2.750	3.030	3.385	3.646
31		0.682	0.853	1.309	1.696	2.040	2.453	2.744	3.022	3.375	3.633
32		0.682	0.853	1.309	1.694	2.037	2.449	2.738	3.015	3.365	3.622
33		0.682	0.853	1.308	1.692	2.035	2.445	2.733	3.008	3.356	3.611
34		0.682	0.852	1.307	1.691	2.032	2.441	2.728	3.002	3.348	3.601
35		0.682	0.852	1.306	1.690	2.030	2.438	2.724	2.996	3.340	3.591
36		0.681	0.852	1.306	1.688	2.028	2.434	2.719	2.990	3.333	3.582
37		0.681	0.851	1.305	1.687	2.026	2.431	2.715	2.985	3.326	3.574
38		0.681	0.851	1.304	1.686	2.024	2.429	2.712	2.980	3.319	3.566
39		0.681	0.851	1.304	1.685	2.023	2.426	2.708	2.976	3.313	3.558
40		0.681	0.851	1.303	1.684	2.021	2.423	2.704	2.971	3.307	3.551
50		0.679	0.849	1.299	1.676	2.009	2.403	2.678	2.937	3.261	3.496
60		0.679	0.848	1.296	1.671	2.000	2.390	2.660	2.915	3.232	3.460
70		0.678	0.847	1.294	1.667	1.994	2.381	2.648	2.899	3.211	3.435
80		0.678	0.846	1.292	1.664	1.990	2.374	2.639	2.887	3.195	3.416
90		0.677	0.846	1.291	1.662	1.987	2.368	2.632	2.878	3.183	3.402
100		0.677	0.845	1.290	1.660	1.984	2.364	2.626	2.871	3.174	3.390
200		0.676	0.843	1.286	1.653	1.972	2.345	2.601	2.839	3.131	3.340
500		0.675	0.842	1.283	1.648	1.965	2.334	2.586	2.820	3.137	3.310
1 000		0.675	0.842	1.282	1.646	1.962	2.330	2.581	2.813	3.098	3.300
∞		0.674 5	0.841 6	1.281 6	1.644 9	1.960 0	2.326 3	2.575 8	2.807 0	3.090 2	3.290 5

附表 3　F 分布双侧界值表（方差齐性检验用）

$P=0.10$

分母的自由度 ν_2	分子的自由度 ν_1																
	1	2	3	4	5	6	7	8	9	10	11	12	15	20	30	60	∞
1	161.45	199.50	215.71	224.58	230.16	233.99	236.77	238.88	240.54	241.88	242.98	243.91	245.95	248.01	250.10	252.20	254.31
2	18.51	19.00	19.16	19.25	19.30	19.33	19.35	19.37	19.38	19.40	19.40	19.41	19.43	19.45	19.46	19.48	19.50
3	10.13	9.55	9.28	9.12	9.01	8.94	8.89	8.85	8.81	8.79	8.76	8.74	8.70	8.66	8.62	8.57	8.53
4	7.71	6.94	6.59	6.39	6.26	6.16	6.09	6.04	6.00	5.96	5.94	5.91	5.86	5.80	5.75	5.69	5.63
5	6.61	5.79	5.41	5.19	5.05	4.95	4.88	4.82	4.77	4.74	4.70	4.68	4.62	4.56	4.50	4.43	4.36
6	5.99	5.14	4.76	4.53	4.39	4.28	4.21	4.15	4.10	4.06	4.03	4.00	3.94	3.87	3.81	3.74	3.67
7	5.59	4.74	4.35	4.12	3.97	3.87	3.79	3.73	3.68	3.64	3.60	3.57	3.51	3.44	3.38	3.30	3.23
8	5.32	4.46	4.07	3.84	3.69	3.58	3.50	3.44	3.39	3.35	3.31	3.28	3.22	3.15	3.08	3.01	2.93
9	5.12	4.26	3.86	3.63	3.48	3.37	3.29	3.23	3.18	3.14	3.10	3.07	3.01	2.94	2.86	2.79	2.71
10	4.96	4.10	3.71	3.48	3.33	3.22	3.14	3.07	3.02	2.98	2.94	2.91	2.85	2.77	2.70	2.62	2.54
11	4.84	3.98	3.59	3.36	3.20	3.09	3.01	2.95	2.90	2.85	2.82	2.79	2.72	2.65	2.57	2.49	2.40
12	4.75	3.89	3.49	3.26	3.11	3.00	2.91	2.85	2.80	2.75	2.72	2.69	2.62	2.54	2.47	2.38	2.30
13	4.67	3.81	3.41	3.18	3.03	2.92	2.83	2.77	2.71	2.67	2.63	2.60	2.53	2.46	2.38	2.30	2.21
14	4.60	3.74	3.34	3.11	2.96	2.85	2.76	2.70	2.65	2.60	2.57	2.53	2.46	2.39	2.31	2.22	2.13
15	4.54	3.68	3.29	3.06	2.90	2.79	2.71	2.64	2.59	2.54	2.51	2.48	2.40	2.33	2.25	2.16	2.07
16	4.49	3.63	3.24	3.01	2.85	2.74	2.66	2.59	2.54	2.49	2.46	2.42	2.35	2.28	2.19	2.11	2.01
17	4.45	3.59	3.20	2.96	2.81	2.70	2.61	2.55	2.49	2.45	2.41	2.38	2.31	2.23	2.15	2.06	1.96

分母的自由度 ν_2	分子的自由度 ν_1																
	1	2	3	4	5	6	7	8	9	10	11	12	15	20	30	60	∞
18	4.41	3.55	3.16	2.93	2.77	2.66	2.58	2.51	2.46	2.41	2.37	2.34	2.27	2.19	2.11	2.02	1.92
19	4.38	3.52	3.13	2.90	2.74	2.63	2.54	2.48	2.42	2.38	2.34	2.31	2.23	2.16	2.07	1.98	1.88
20	4.35	3.49	3.10	2.87	2.71	2.60	2.51	2.45	2.39	2.35	2.31	2.28	2.20	2.12	2.04	1.95	1.84
21	4.32	3.47	3.07	2.84	2.68	2.57	2.49	2.42	2.37	2.32	2.28	2.25	2.18	2.10	2.01	1.92	1.81
22	4.30	3.44	3.05	2.82	2.66	2.55	2.46	2.40	2.34	2.30	2.26	2.23	2.15	2.07	1.98	1.89	1.78
23	4.28	3.42	3.03	2.80	2.64	2.53	2.44	2.37	2.32	2.27	2.24	2.20	2.13	2.05	1.96	1.86	1.76
24	4.26	3.40	3.01	2.78	2.62	2.51	2.42	2.36	2.30	2.25	2.22	2.18	2.11	2.03	1.94	1.84	1.73
25	4.24	3.39	2.99	2.76	2.60	2.49	2.40	2.34	2.28	2.24	2.20	2.16	2.09	2.01	1.92	1.82	1.71
26	4.23	3.37	2.98	2.74	2.59	2.47	2.39	2.32	2.27	2.22	2.18	2.15	2.07	1.99	1.90	1.80	1.69
27	4.21	3.35	2.96	2.73	2.57	2.46	2.37	2.31	2.25	2.20	2.17	2.13	2.06	1.97	1.88	1.79	1.67
28	4.20	3.34	2.95	2.71	2.56	2.45	2.36	2.29	2.24	2.19	2.15	2.12	2.04	1.96	1.87	1.77	1.65
29	4.18	3.33	2.93	2.70	2.55	2.43	2.35	2.28	2.22	2.18	2.14	2.10	2.03	1.94	1.85	1.75	1.64
30	4.17	3.32	2.92	2.69	2.53	2.42	2.33	2.27	2.21	2.16	2.13	2.09	2.01	1.93	1.84	1.74	1.62
40	4.08	3.23	2.84	2.61	2.45	2.34	2.25	2.18	2.12	2.08	2.04	2.00	1.92	1.84	1.74	1.64	1.51
60	4.00	3.15	2.76	2.53	2.37	2.25	2.17	2.10	2.04	1.99	1.95	1.92	1.84	1.75	1.65	1.53	1.39
120	3.92	3.07	2.68	2.45	2.29	2.18	2.09	2.02	1.96	1.91	1.87	1.83	1.75	1.66	1.55	1.43	1.25
∞	3.84	3.00	2.60	2.37	2.21	2.10	2.01	1.94	1.88	1.83	1.79	1.75	1.67	1.57	1.46	1.32	1.00

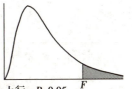

附表4　F界值表（方差分析用，单侧界值）

分母的自由度 ν_2	分子的自由度 ν_1											
	1	2	3	4	5	6	7	8	9	10	11	12
1	161	200	216	225	230	234	237	239	241	242	243	224
	4 052	4 999	5 403	5 625	5 764	5 859	5 928	5 981	6 022	6 056	6 082	6 106
2	18.51	19.00	19.16	19.25	19.30	19.33	19.36	19.37	19.38	19.39	19.40	19.41
	98.49	99.00	99.17	99.25	99.30	99.33	99.34	99.36	99.38	99.40	99.41	99.42
3	10.13	9.55	9.28	9.12	9.01	8.94	8.88	8.84	8.81	8.78	8.76	8.74
	34.12	30.82	29.46	28.71	28.24	27.91	27.67	27.49	27.34	27.23	27.31	27.05
4	7.71	6.94	6.59	6.39	6.26	6.16	6.09	6.04	6.00	5.96	5.93	5.91
	21.20	18.00	16.59	15.98	15.52	15.21	14.98	14.80	14.66	14.54	14.45	14.37
5	6.61	5.79	5.41	5.19	5.05	4.05	4.88	4.82	4.78	4.74	4.70	4.68
	16.26	17.27	12.06	11.39	10.97	10.67	10.45	10.27	10.15	10.05	9.96	9.89
6	5.99	5.15	4.76	4.53	4.39	4.28	4.21	4.15	4.10	4.06	4.03	4.00
	13.74	10.92	9.78	9.15	8.75	8.47	8.26	8.10	7.98	7.87	7.79	7.72
7	5.59	4.74	4.35	4.12	3.97	3.87	3.79	3.73	3.68	3.63	3.60	3.57
	12.25	9.55	8.45	7.85	7.46	7.19	7.00	6.84	6.71	6.62	6.54	6.47
8	5.32	4.46	4.07	3.84	3.69	3.58	3.50	3.44	3.39	3.34	3.31	3.28
	11.26	8.65	7.59	7.01	6.63	6.37	6.19	6.03	5.91	5.82	5.74	5.67
9	5.12	4.26	3.86	3.63	3.48	3.37	3.29	3.23	3.18	3.13	3.10	3.07
	10.56	8.02	6.99	6.42	6.06	5.80	5.62	5.47	5.35	5.26	5.18	5.11
10	4.69	4.10	3.71	3.48	3.33	3.22	3.14	3.07	3.02	2.97	2.94	2.91
	10.04	7.56	6.55	5.09	5.64	5.39	5.21	5.06	4.95	4.85	4.78	4.71
11	4.84	3.98	3.59	3.36	3.20	3.09	3.01	2.95	2.90	2.86	2.82	2.79
	9.65	7.20	6.22	5.67	5.32	5.07	4.88	4.74	4.63	4.54	4.46	4.40
12	4.75	3.88	3.49	3.26	3.11	3.00	2.62	2.85	2.80	2.76	2.72	2.69
	9.33	6.93	5.59	5.41	5.06	4.82	4.65	4.50	4.39	4.30	4.22	4.16
13	4.67	3.80	3.41	3.18	3.02	2.92	2.84	2.77	2.72	2.67	2.63	2.60
	9.07	6.70	5.74	5.20	4.85	4.62	4.44	4.30	4.19	4.10	4.02	3.96
14	4.60	3.74	3.34	3.11	2.96	2.85	2.77	2.70	2.65	2.60	2.56	2.53
	8.86	6.51	5.56	5.03	4.69	4.46	4.28	4.14	4.03	3.94	3.86	3.80
15	4.54	3.68	3.29	3.06	2.90	2.79	2.76	2.64	2.59	2.55	2.51	2.48
	8.68	6.36	5.42	4.89	4.56	4.32	4.14	4.00	3.89	3.80	3.73	3.67
16	4.49	3.63	3.24	3.01	2.85	2.74	2.66	2.59	2.54	2.49	2.45	2.42
	8.53	6.23	5.29	4.77	4.44	4.20	4.03	3.89	3.78	3.69	3.61	3.55
17	4.45	3.59	3.20	2.96	2.81	2.70	2.62	2.55	2.50	2.45	2.41	2.38
	8.40	6.11	5.18	4.67	4.34	4.10	3.93	3.79	3.68	3.59	3.52	3.45

分母的自由度 ν_2	分子的自由度 ν_1											
	1	2	3	4	5	6	7	8	9	10	11	12
18	4.41	3.55	3.16	2.93	2.77	2.66	2.58	2.51	2.46	2.41	2.37	2.34
	8.28	6.01	5.09	4.58	4.55	4.01	3.85	3.71	3.60	3.51	3.44	3.37
19	4.38	3.52	3.13	2.90	2.74	2.63	2.55	2.48	2.43	2.38	2.34	2.31
	8.18	5.93	5.01	4.50	4.17	3.94	3.77	3.63	3.52	3.43	3.36	3.30
20	4.35	3.49	3.10	2.87	2.71	2.60	2.52	2.45	2.40	2.35	2.31	2.28
	8.10	5.85	4.94	4.43	4.10	3.87	3.71	3.56	3.45	3.37	3.30	3.23
21	4.32	3.47	3.07	2.84	2.68	2.57	2.49	2.42	2.37	2.32	2.28	2.25
	8.02	5.78	4.87	4.37	4.04	3.81	3.65	3.51	3.40	3.31	3.24	3.17
22	4.30	3.44	3.05	2.82	2.66	2.55	2.47	2.40	2.35	2.30	2.26	2.23
	7.94	5.72	4.82	4.31	3.99	3.76	3.59	3.45	3.35	3.26	3.18	3.12
23	4.28	3.42	3.03	2.80	2.64	2.53	2.45	2.38	2.32	2.28	2.24	2.20
	7.88	5.66	4.76	4.86	3.94	3.71	3.54	3.41	3.30	3.21	3.14	3.07
24	4.26	3.40	3.01	2.78	2.62	2.51	2.43	2.36	2.30	2.26	2.22	2.18
	7.82	5.61	4.72	4.22	3.90	3.67	3.50	3.36	3.25	3.17	3.09	3.03
25	4.24	3.38	2.99	2.76	2.60	2.49	2.41	2.34	2.28	2.24	2.20	2.16
	7.77	5.57	4.68	4.18	3.86	3.63	3.46	3.32	3.21	3.13	3.05	2.99

分母的自由度 ν_2	分子的自由度 ν_1											
	14	16	20	24	30	40	50	75	100	200	500	∞
1	245	246	248	249	250	251	252	253	253	254	254	254
	6 142	6 169	6 208	6 234	6 258	6 286	6 302	6 323	6 334	6 352	6 361	6 366
2	19.42	19.43	19.44	19.45	19.46	19.47	19.47	19.48	19.49	19.49	19.50	19.50
	99.43	99.44	99.45	99.46	99.47	99.48	99.48	99.49	99.49	99.49	99.50	99.50
3	8.71	8.69	8.66	8.64	8.62	8.60	8.58	8.57	8.56	8.54	8.54	8.53
	26.92	26.83	26.69	26.60	26.50	26.41	26.35	26.27	26.23	26.18	26.14	26.12
4	5.87	5.84	5.80	5.77	5.74	5.71	5.70	5.68	5.66	5.65	5.64	5.63
	14.24	14.15	14.02	13.93	13.83	13.74	13.69	13.61	13.57	13.52	13.48	13.46
5	4.64	4.60	4.56	4.53	4.50	4.46	4.44	4.42	4.40	4.38	4.37	4.36
	9.77	9.68	9.55	9.47	9.38	9.29	9.24	9.17	9.13	9.07	9.04	9.02
6	3.96	3.92	3.87	3.84	3.81	3.77	3.75	3.72	3.71	3.69	3.68	3.67
	7.60	7.52	7.39	7.31	7.23	7.14	7.09	7.02	6.99	6.94	6.90	6.88
7	3.52	3.49	3.44	3.41	3.38	3.34	3.32	3.29	3.28	3.25	3.24	3.23
	6.35	6.27	6.15	6.07	5.98	5.90	5.85	5.78	5.75	5.70	5.67	5.65
8	3.23	3.20	3.15	3.12	3.08	3.05	3.03	3.00	2.98	2.96	2.94	2.93
	5.56	5.48	5.36	5.28	5.20	5.11	5.06	5.00	4.96	4.91	4.88	4.86

分母的自由度 ν_2	分子的自由度 ν_1											
	14	16	20	24	30	40	50	75	100	200	500	∞
9	3.02	2.98	2.93	2.90	2.86	2.82	2.80	2.77	2.76	2.73	2.72	2.71
	5.00	4.92	4.80	4.73	4.64	4.56	4.51	4.45	4.41	4.36	4.33	4.31
10	2.86	2.82	2.77	2.74	2.70	2.67	2.64	2.61	2.59	2.56	2.55	2.54
	4.60	4.52	4.41	4.33	4.25	4.47	4.12	4.05	4.01	3.96	3.93	3.91
11	2.74	2.70	2.65	2.61	2.57	2.53	2.50	2.47	2.45	2.42	2.41	2.40
	4.29	4.21	4.10	4.02	3.94	3.86	3.80	3.74	3.70	3.66	3.62	3.60
12	2.64	2.60	2.54	2.50	2.46	2.42	2.40	2.36	2.35	2.32	2.31	2.30
	4.05	3.98	3.86	3.78	3.70	3.61	3.56	3.49	3.46	3.41	3.38	3.36
13	2.55	2.51	2.46	2.42	2.38	2.34	2.32	2.28	2.26	2.24	2.22	2.21
	3.85	3.78	3.67	3.59	3.51	3.42	3.37	3.30	3.27	3.21	3.18	3.16
14	2.48	2.44	2.39	2.35	2.31	2.27	2.24	2.21	2.19	2.16	2.14	2.13
	3.70	3.52	3.51	3.43	3.34	3.26	3.21	3.14	3.11	3.06	3.02	3.00
15	2.43	2.39	2.33	2.29	2.25	2.21	2.18	2.15	2.12	2.10	2.08	2.07
	3.56	3.48	3.36	3.29	3.20	3.12	3.07	3.00	2.97	2.92	2.89	2.87
16	2.37	2.33	2.28	2.24	2.20	2.16	2.13	2.09	2.07	2.04	2.02	2.01
	3.45	3.37	3.25	3.18	3.10	3.01	2.96	2.89	2.86	2.80	2.77	2.75
17	2.33	2.29	2.23	2.19	2.15	2.11	2.08	2.04	2.02	1.99	1.97	1.96
	3.35	3.27	3.16	3.08	3.00	2.92	2.86	2.79	2.76	2.70	2.67	2.65
18	2.29	2.25	2.19	2.15	2.11	2.07	2.04	2.00	1.98	1.95	1.93	1.92
	3.27	3.19	3.07	3.00	2.91	2.83	2.78	2.71	2.68	2.62	2.59	2.57
19	2.26	2.21	2.15	2.11	2.07	2.02	2.00	1.96	1.94	1.91	1.90	1.88
	3.19	3.12	3.00	2.92	2.84	2.76	2.70	2.63	2.60	2.54	2.51	2.49
20	2.23	2.18	2.12	2.08	2.04	1.99	1.96	1.92	1.90	1.87	1.85	1.84
	3.13	3.05	2.94	2.86	2.77	2.69	2.63	2.56	2.53	2.47	2.44	2.42
21	2.20	2.15	2.09	2.05	2.00	1.96	1.93	1.89	1.87	1.84	1.82	1.81
	3.07	2.99	2.88	2.80	2.72	2.63	2.58	2.51	2.47	2.42	2.38	2.36
22	2.18	2.13	2.07	2.03	1.98	1.93	1.91	1.87	1.84	1.81	1.80	1.78
	3.02	2.94	2.83	2.75	2.67	2.58	2.53	2.46	2.42	2.37	2.33	2.31
23	2.14	2.10	2.04	2.00	1.96	1.91	1.88	1.84	1.82	1.79	1.77	1.76
	2.97	2.89	2.78	2.70	2.62	2.53	2.48	2.41	2.37	2.32	2.28	2.26
24	2.13	2.09	2.02	1.98	1.94	1.89	1.86	1.82	1.80	1.76	1.74	1.73
	2.93	2.85	2.74	2.66	2.58	2.49	2.44	2.36	2.33	2.27	2.23	2.21
25	2.11	2.06	2.00	1.96	1.92	1.87	1.84	1.80	1.77	1.74	1.72	1.71
	2.89	2.81	2.70	2.62	2.54	2.45	2.40	2.32	2.29	2.23	2.19	2.17

分母的自由度 ν_2	分子的自由度 ν_1											
	1	2	3	4	5	6	7	8	9	10	11	12
26	4.22	3.37	2.98	2.74	2.59	2.47	2.39	2.32	2.27	2.22	2.18	2.15
	7.72	5.53	4.64	4.14	3.82	3.59	3.42	3.29	3.17	3.09	3.02	2.96
27	4.21	3.35	2.96	2.73	2.57	2.46	2.37	2.30	2.25	2.20	2.16	2.13
	7.68	5.49	4.60	4.11	3.79	3.56	3.39	3.26	3.14	3.06	2.98	2.93
28	4.20	3.34	2.95	2.71	2.56	2.44	2.36	2.29	2.24	2.19	2.15	2.12
	7.64	5.45	4.57	4.07	3.76	3.53	3.36	3.23	3.11	3.03	2.95	2.90
29	4.18	3.33	2.93	2.70	2.54	2.43	2.35	2.28	2.22	2.18	2.14	2.10
	7.60	5.42	4.54	4.04	3.73	3.50	3.33	3.20	3.08	3.00	2.92	2.87
30	4.17	3.32	2.92	2.69	2.53	2.42	2.34	2.27	2.21	2.16	2.12	2.09
	7.56	5.39	4.51	4.02	3.70	3.47	3.30	3.17	3.06	2.98	2.91	2.84
32	4.15	3.30	2.90	2.67	2.51	2.40	2.32	2.25	2.19	2.14	2.10	2.07
	7.50	5.35	4.46	3.97	3.66	3.42	3.25	3.12	3.01	2.94	2.86	2.80
34	4.13	3.28	2.88	2.65	2.49	2.38	2.30	2.23	2.17	2.12	2.08	2.05
	7.44	5.29	4.42	3.93	3.61	3.38	3.21	3.08	2.98	2.89	2.82	2.76
36	4.11	3.26	2.86	2.63	2.48	2.36	2.28	2.21	2.15	2.10	2.06	2.03
	7.39	5.25	4.38	3.89	3.58	3.35	3.18	3.04	2.94	2.86	2.78	2.72
38	4.10	3.25	2.85	2.62	2.46	2.35	2.26	2.19	2.14	2.09	2.05	2.02
	7.35	5.21	4.31	3.86	3.54	3.32	3.15	3.02	2.91	2.82	2.75	2.69
40	4.08	3.23	2.84	2.61	2.45	2.34	2.25	2.18	2.12	2.07	2.04	2.00
	7.31	15.18	4.31	3.83	3.51	3.29	3.12	2.99	2.88	2.80	2.73	2.66
42	4.07	3.22	2.83	2.59	2.44	2.32	2.24	2.17	2.11	2.06	2.02	1.99
	7.27	5.15	4.29	3.80	3.49	3.26	3.10	2.96	2.86	2.77	2.70	2.64
44	4.06	3.21	2.82	2.58	2.43	2.31	2.23	2.16	2.10	2.05	2.01	1.96
	7.24	5.12	4.26	3.78	3.46	3.24	3.07	2.94	2.84	2.75	2.68	2.02
46	4.05	3.20	2.81	2.57	2.42	2.30	2.22	2.14	2.09	2.04	2.00	1.97
	7.21	5.10	4.24	3.76	3.44	3.22	3.05	2.92	2.82	2.73	2.66	2.60
48	4.04	3.19	2.80	2.56	2.41	2.30	2.21	2.14	2.08	2.03	1.99	1.96
	7.19	5.08	4.22	3.74	3.42	3.20	3.04	2.90	2.80	2.71	2.64	2.58
50	4.03	3.18	2.79	2.56	2.40	2.29	2.20	2.13	2.07	2.02	1.98	1.95
	7.17	5.06	4.20	3.72	3.41	3.18	3.02	2.88	2.78	2.70	2.62	2.56
60	4.00	3.15	2.76	2.52	2.37	2.25	2.17	2.10	2.04	1.99	1.95	1.92
	7.08	4.98	4.13	3.65	3.34	3.12	2.95	2.82	2.72	2.63	2.56	2.50
70	3.98	3.13	2.74	2.50	2.35	2.23	2.14	2.07	2.01	1.97	1.93	1.89
	7.01	4.92	4.08	3.60	3.29	3.07	2.91	2.77	2.67	2.59	2.51	2.45

分母的自由度 ν_2	分子的自由度 ν_1											
	1	2	3	4	5	6	7	8	9	10	11	12
80	3.96	3.11	2.72	2.48	2.33	2.21	2.12	2.05	1.99	1.95	1.91	1.88
	6.96	4.88	4.04	3.56	3.25	3.04	2.87	2.74	2.64	2.55	2.48	2.41
100	3.94	3.09	2.70	2.46	2.30	2.19	2.10	2.03	1.97	1.92	1.88	1.85
	6.90	4.82	3.98	3.51	3.20	2.99	2.82	2.69	2.59	2.51	2.43	2.36
125	3.92	3.07	2.68	2.44	2.29	2.17	2.08	2.01	1.95	1.90	1.86	1.83
	6.84	4.78	3.94	3.47	3.17	2.95	2.79	2.65	2.56	2.47	2.40	2.33
150	3.91	3.06	2.67	2.43	2.27	2.16	2.07	2.00	1.94	1.89	1.85	1.82
	6.81	4.75	3.91	3.44	3.14	2.92	2.76	2.62	2.53	2.44	2.37	2.30
200	3.89	3.04	2.65	2.41	2.26	2.14	2.05	1.98	1.92	1.87	1.83	1.80
	6.76	4.71	3.88	3.41	3.11	2.90	2.73	2.60	2.50	2.41	2.34	2.28
400	3.86	3.02	2.62	2.39	2.23	2.12	2.03	1.96	1.90	1.85	1.81	1.78
	6.70	4.66	3.83	3.36	3.06	2.85	2.69	2.55	2.436	2.37	2.29	2.23
1 000	3.85	3.00	2.61	2.38	2.22	2.10	2.02	1.95	1.89	1.84	1.80	1.76
	6.66	4.62	3.80	3.34	3.04	2.82	2.66	2.53	2.43	2.34	2.26	2.20
∞	3.84	2.99	2.60	2.37	2.21	2.09	2.01	1.94	1.88	1.83	1.79	1.75
	6.64	4.60	3.78	3.32	3.02	2.80	2.64	2.51	2.41	2.32	2.24	2.18

分母的自由度 ν_2	分子的自由度 ν_1											
	14	16	20	24	30	40	50	75	100	200	500	∞
26	2.10	2.05	1.99	1.95	1.90	1.85	1.82	1.78	1.76	1.72	1.70	1.69
	2.86	2.77	2.66	2.58	2.50	2.41	2.36	2.28	2.25	2.19	2.15	2.13
27	2.08	2.03	1.97	1.93	1.88	1.84	1.80	1.76	1.74	1.71	1.68	1.67
	2.83	2.74	2.63	2.55	2.47	2.38	2.33	2.25	2.21	2.16	2.12	2.10
28	2.06	2.02	1.96	1.91	1.87	1.81	1.78	1.75	1.72	1.69	1.67	1.65
	2.80	2.71	2.60	2.52	2.44	2.35	2.30	2.22	2.18	2.13	2.09	2.06
29	2.05	2.00	1.94	1.90	1.85	1.80	1.77	1.73	1.71	1.68	1.65	1.64
	2.77	2.68	2.57	2.49	2.41	2.32	2.27	2.19	2.15	2.10	2.06	2.03
30	2.04	1.99	1.93	1.89	1.84	1.79	1.76	1.72	1.69	1.66	1.64	1.62
	2.74	2.66	2.55	2.47	2.38	2.29	2.24	2.16	2.13	2.07	2.03	2.01
32	2.02	1.97	1.91	1.86	1.82	1.76	1.74	1.69	1.67	1.64	1.61	1.59
	2.70	2.62	2.51	2.42	2.34	2.25	2.20	2.12	2.08	2.02	1.98	1.96
34	2.00	1.95	1.89	1.84	1.80	1.74	1.71	1.67	1.64	1.61	1.59	1.57
	2.66	2.58	2.47	2.38	2.30	2.21	2.15	2.08	2.04	1.98	1.94	1.91
36	7.98	1.93	1.87	1.82	1.78	1.83	1.69	1.65	1.62	1.59	1.56	1.55
	2.62	2.54	2.43	2.35	2.26	2.17	2.12	2.04	2.00	1.94	1.90	1.87

分母的自由度 ν_2	分子的自由度 ν_1											
	14	16	20	24	30	40	50	75	100	200	500	∞
38	1.96	1.92	1.85	1.80	1.76	1.71	1.67	1.63	1.60	1.57	1.54	1.53
	2.59	2.51	2.40	2.32	2.22	2.14	2.08	2.00	1.97	1.90	1.86	1.84
40	1.95	1.90	1.84	1.79	1.74	1.69	1.66	1.61	1.59	1.55	1.53	1.51
	2.56	2.49	2.37	2.29	2.20	2.11	2.05	1.97	1.94	1.88	1.84	1.81
42	1.94	1.89	1.82	1.78	1.73	1.68	1.64	1.60	1.57	1.54	1.51	1.49
	2.54	2.46	2.35	2.26	2.17	2.08	2.02	1.94	1.91	1.85	1.80	1.78
44	1.82	1.88	1.81	1.76	1.72	1.66	1.63	1.58	1.56	1.52	1.50	1.48
	2.52	2.44	2.32	2.24	2.15	2.06	2.00	1.92	1.88	1.82	1.78	1.75
46	1.91	1.87	1.80	1.75	1.71	1.65	1.62	1.57	1.54	1.51	1.48	1.46
	2.50	2.42	2.30	2.22	2.13	2.04	1.98	1.90	1.86	1.80	1.76	1.72
48	1.90	1.85	1.79	1.74	1.70	1.64	1.61	1.56	1.53	1.50	1.47	1.45
	2.48	2.40	2.28	2.20	2.11	2.02	1.96	1.88	1.84	1.78	1.73	1.70
50	1.90	1.85	1.78	1.74	1.69	1.63	1.60	1.55	1.52	1.48	1.46	1.44
	2.46	2.39	2.26	2.18	2.10	2.00	1.94	1.86	1.82	1.76	1.71	1.68
60	1.86	1.81	1.75	1.70	1.65	1.59	1.56	1.50	1.48	1.44	1.41	1.39
	2.40	2.32	2.20	2.12	2.03	1.93	1.87	1.79	1.74	1.68	1.63	1.60
70	1.84	1.79	1.72	1.67	1.62	1.56	1.53	1.47	1.45	1.40	1.37	1.35
	2.35	2.28	2.15	2.07	1.98	1.88	1.82	1.74	1.69	1.62	1.56	1.53
80	1.82	1.77	1.70	1.65	1.60	1.54	1.51	1.45	1.42	1.38	1.35	1.32
	2.32	2.24	2.11	2.03	1.94	1.84	1.78	1.70	1.65	1.57	1.52	1.49
100	1.79	1.75	1.68	1.63	1.57	1.51	1.48	1.42	1.39	1.34	1.30	1.28
	2.26	2.19	2.06	1.98	1.89	1.79	1.73	1.64	1.59	1.51	1.46	1.43
125	1.77	1.72	1.65	1.60	1.55	1.49	1.45	1.39	1.36	1.31	1.27	1.25
	2.23	2.15	2.03	1.94	1.85	1.75	1.68	1.59	1.54	1.46	1.40	1.37
150	1.76	1.71	1.64	1.59	1.54	1.47	1.44	1.37	1.34	1.29	1.25	1.22
	2.20	2.12	2.00	1.91	1.83	1.72	1.66	1.56	1.51	1.43	1.37	1.33
200	1.74	1.69	1.62	1.57	1.52	1.45	1.42	1.35	1.32	1.26	1.22	1.19
	2.17	2.09	1.97	1.88	1.79	1.69	1.62	1.53	1.48	1.39	1.33	1.28
400	1.72	1.67	1.60	1.54	1.49	1.42	1.38	1.32	1.28	1.22	1.16	1.13
	2.12	2.04	1.92	1.84	1.74	1.64	1.57	1.47	1.42	1.32	1.24	1.19
1 000	1.70	1.65	1.58	1.53	1.47	1.41	1.36	1.30	1.26	1.19	1.13	1.08
	2.09	2.01	1.89	1.81	1.71	1.61	1.54	1.44	1.38	1.28	1.19	1.11
∞	1.69	1.64	1.57	1.52	1.46	1.40	1.35	1.28	1.24	1.17	1.11	1.00
	2.07	1.99	1.87	1.79	1.69	1.59	1.52	1.41	1.36	1.25	1.15	1.00

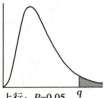

下行：P=0.01

附表5　q界值表（Student-Newwan-Keuls 法用）

ν	组数，a								
	2	3	4	5	6	7	8	9	10
5	3.64	4.60	5.22	5.67	6.03	6.33	6.58	6.80	6.99
	5.70	6.98	7.80	8.42	8.91	9.32	9.67	9.97	10.24
6	3.46	4.34	4.90	5.30	5.63	5.89	6.12	6.32	6.49
	5.24	6.33	7.03	7.56	7.97	8.32	8.61	8.87	9.10
7	3.34	4.16	4.68	5.06	5.36	5.61	5.82	6.00	6.16
	4.95	5.92	6.54	7.01	7.37	7.68	7.94	8.17	8.37
8	3.26	4.04	4.53	4.89	5.17	5.40	5.60	5.77	5.92
	4.75	5.64	6.20	6.62	6.96	7.24	7.47	7.68	7.86
9	3.20	3.95	4.41	4.76	5.02	5.24	5.43	5.59	5.74
	4.60	5.43	5.96	6.35	6.66	6.91	7.13	7.33	7.49
10	3.15	3.88	4.33	4.65	4.91	5.12	5.30	5.46	5.60
	4.48	5.27	5.77	6.14	6.43	6.67	6.87	7.05	7.21
12	3.08	3.77	4.20	4.51	4.75	4.95	5.12	5.27	5.39
	4.32	5.05	5.50	5.84	6.10	6.12	6.51	6.67	6.81
14	3.03	3.70	4.11	4.41	4.64	4.83	4.99	5.13	5.25
	4.21	4.89	5.32	5.63	5.88	6.08	5.26	6.41	6.54
16	3.00	3.65	4.05	4.33	4.56	4.74	4.90	5.03	5.15
	4.13	4.79	5.19	5.49	5.72	5.92	6.08	6.22	6.35
18	2.97	3.61	4.00	4.28	4.49	4.67	4.82	4.96	5.07
	4.07	4.70	5.09	5.38	5.60	5.79	5.94	6.08	6.20
20	2.95	3.58	3.96	4.23	4.45	4.62	4.77	4.90	5.01
	4.02	4.64	5.02	5.29	5.51	5.69	5.84	5.97	6.09
30	2.89	3.49	3.85	4.10	4.30	4.46	4.60	4.72	4.82
	3.89	4.45	4.80	5.05	5.24	5.40	5.54	5.65	5.76
40	2.86	3.44	3.79	4.04	4.23	4.39	4.52	4.63	4.73
	2.82	4.37	4.70	4.93	5.11	5.26	5.39	5.50	5.60
60	2.83	3.40	3.74	3.98	4.16	4.31	4.44	4.55	4.65
	3.76	4.28	4.59	4.82	4.99	5.13	5.25	5.36	5.45
120	2.80	3.36	3.68	3.92	4.10	4.24	4.36	4.47	4.56
	3.70	4.20	4.50	4.71	4.87	5.01	5.12	5.21	5.30
∞	2.77	3.31	3.63	3.86	4.03	4.17	4.29	4.39	4.47
	3.64	4.12	4.40	4.60	4.76	4.88	4.99	5.08	5.16

附表6　百分率的置信区间

n	0	1	2	3	4	5	6	7	8	9	10	11	12	13
1	0~98													
	0~100													
2	0~84	1~99												
	0~93	0~100												
3	0~71	1~91	9~99											
	0~83	0~96	4~100											
4	0~60	1~81	7~93											
	0~73	0~89	3~97											
5	0~52	1~72	5~85	15~95										
	0~65	0~81	2~92	8~98										
6	0~46	0~64	4~78	12~88										
	0~59	0~75	2~86	7~93										
7	0~41	0~58	4~71	10~82	18~90									
	0~53	0~68	2~80	6~88	12~94									
8	0~37	0~53	3~65	9~76	16~84									
	0~48	0~63	1~74	5~83	10~90									
9	0~34	0~48	3~60	7~70	14~79	21~86								
	0~45	0~59	1~69	4~78	9~85	15~91								
10	0~31	0~45	3~56	7~65	12~74	19~81								
	0~41	0~54	1~65	4~74	8~81	13~87								
11	0~28	0~40	2~52	6~61	11~69	17~77	23~83							
	0~38	0~51	1~61	3~69	7~77	11~83	17~89							
12	0~26	0~38	2~48	5~57	10~65	15~72	21~79							
	0~36	0~48	1~57	3~66	6~73	10~79	15~85							
13	0~25	0~36	2~45	5~54	9~61	14~68	19~75	25~81						
	0~34	0~45	1~54	3~62	6~69	9~76	14~81	19~86						
14	0~23	0~34	2~43	5~51	8~58	13~65	18~71	23~77						
	0~32	0~42	1~51	3~59	5~66	9~72	13~78	17~83						
15	0~22	0~32	2~41	4~48	8~55	12~62	16~68	21~73	27~79					
	0~30	0~40	1~49	2~56	5~63	8~69	12~74	16~79	21~84					
16	0~21	0~30	2~38	4~46	7~52	11~59	15~65	20~70	25~75					
	0~28	0~38	1~46	2~53	5~60	8~66	11~71	15~76	19~81					
17	0~20	0~29	2~36	4~34	7~50	10~56	14~62	18~67	23~72	28~77				
	0~27	0~36	1~44	2~51	4~57	7~63	10~69	14~74	18~78	22~82				

n	x													
	0	1	2	3	4	5	6	7	8	9	10	11	12	13
18	0~19	0~27	1~35	3~41	6~48	10~54	13~59	17~64	22~69	26~74				
	0~26	0~35	1~42	2~49	4~55	7~61	10~66	13~71	17~75	21~79				
19	0~18	0~26	1~33	3~40	6~46	9~51	13~57	16~62	20~67	24~71	29~76			
	0~24	0~33	1~40	2~47	4~53	6~58	9~63	12~68	16~73	19~77	23~81			
20	0~17	0~25	1~32	3~38	6~44	9~49	12~54	15~59	19~64	23~69	27~73			
	0~23	0~32	1~39	2~45	4~51	6~56	9~61	11~66	15~70	18~74	22~78			
21	0~16	0~24	1~30	3~36	5~42	8~47	11~52	15~57	18~62	22~66	26~70	30~74		
	0~22	0~30	1~37	2~43	3~49	6~54	8~59	11~63	14~68	17~71	21~76	24~80		
22	0~15	0~23	1~29	3~35	5~40	8~45	11~50	14~55	17~59	21~64	24~68	28~72		
	0~21	0~29	1~36	2~42	3~47	5~52	8~57	10~61	13~66	16~70	20~73	23~77		
23	0~15	0~22	1~28	3~34	5~39	8~44	10~48	13~53	16~57	20~62	23~66	27~69	31~73	
	0~21	0~28	1~35	2~40	3~45	5~50	7~55	10~59	13~63	15~67	19~71	22~75	25~78	
24	0~14	0~21	1~27	3~32	5~37	7~42	10~47	13~51	16~55	19~59	22~63	26~67	29~71	
	0~20	0~27	0~33	2~39	3~44	5~49	7~53	9~57	12~61	15~65	18~69	21~73	24~76	
25	0~14	0~20	1~26	3~31	5~36	7~41	9~45	12~49	15~54	18~58	21~61	24~65	28~69	31~72
	0~19	0~16	0~32	1~37	3~42	5~47	7~51	9~56	11~60	14~63	17~67	20~71	23~74	26~77
26	0~13	0~20	1~25	2~30	4~35	7~39	9~44	12~48	14~52	17~56	20~60	23~63	27~67	30~70
	0~18	0~25	1~31	1~36	3~41	4~46	5~50	9~54	11~58	13~62	16~65	19~69	22~72	25~75
27	0~13	0~19	1~24	2~29	4~34	6~38	9~42	11~46	19~50	17~54	19~58	22~61	26~65	29~68
	0~18	0~25	0~30	1~35	3~40	4~44	6~48	8~52	10~56	13~60	15~63	18~67	21~70	24~73
28	0~12	0~18	1~24	2~28	4~33	6~37	8~41	11~45	13~49	16~52	19~56	22~59	25~63	28~66
	0~17	0~24	0~29	1~34	3~39	4~43	6~47	8~51	10~55	12~58	15~62	17~65	20~68	23~71
29	0~12	0~18	1~23	2~27	4~32	6~36	8~40	10~44	13~47	15~51	18~54	21~58	24~61	26~64
	0~17	0~23	0~28	1~33	2~37	4~42	6~46	8~49	10~53	12~57	14~60	17~63	19~66	22~70
30	0~12	0~17	1~22	2~27	4~31	6~35	8~39	10~42	12~46	15~49	17~53	20~56	23~59	26~43
	0~16	0~22	0~27	1~32	2~36	4~40	5~44	7~48	9~52	11~55	14~58	16~62	19~65	21~68
31	0~11	0~17	1~22	2~26	4~30	6~34	8~38	10~41	12~45	14~48	17~51	19~55	22~58	25~61
	0~16	0~22	0~27	1~31	2~35	4~39	5~43	7~47	9~50	11~54	13~57	16~60	18~63	20~66
32	0~11	0~16	1~21	2~25	4~29	5~33	7~36	9~40	12~43	14~47	16~50	19~53	21~56	24~59
	0~15	0~21	0~26	1~30	2~34	4~38	5~42	7~46	9~49	11~52	13~56	15~59	17~62	20~65
33	0~11	0~15	1~20	2~24	3~28	5~32	7~36	9~39	11~42	13~46	16~49	18~52	20~55	23~58
	0~15	0~20	0~25	1~30	2~34	3~37	5~41	7~44	8~48	10~51	12~54	14~57	17~60	19~63
34	0~10	0~15	1~19	2~23	3~28	5~31	7~35	9~38	11~41	13~44	15~48	17~51	20~54	22~56
	0~14	0~20	0~25	1~29	2~33	3~36	5~40	6~43	8~47	10~50	12~53	14~56	16~59	18~62

n	0	1	2	3	4	5	6	7	8	9	10	11	12	13
35	0~10	0~15	1~19	2~23	3~27	5~30	6~34	8~37	10~40	13~43	15~46	17~49	19~52	22~55
	0~14	0~20	0~24	1~28	2~32	3~35	5~39	6~42	8~45	10~49	12~52	14~55	16~57	18~60
36	0~10	0~15	1~18	2~22	3~26	5~29	6~33	8~36	10~39	12~42	14~45	16~48	19~51	21~54
	0~14	0~19	0~23	1~27	2~31	3~35	5~38	6~41	8~44	9~47	11~50	13~53	15~56	17~59
37	0~10	0~14	1~18	2~22	3~25	5~28	6~32	8~35	10~38	12~41	14~44	16~47	18~50	20~54
	0~13	0~18	0~23	1~27	2~30	3~34	4~37	6~40	7~43	9~46	11~49	13~52	15~55	17~58
38	0~10	0~14	1~18	2~21	3~25	5~28	6~32	8~34	10~37	11~40	13~43	15~46	18~49	20~51
	0~13	0~18	0~22	1~26	2~30	3~33	4~36	6~39	7~42	9~45	11~48	12~51	14~54	16~56
39	0~9	0~14	1~17	2~21	3~24	4~27	6~31	8~33	9~36	11~39	13~42	15~45	17~48	19~50
	0~13	0~18	0~21	1~25	2~29	3~32	4~35	6~38	7~41	9~44	10~47	12~49	14~53	16~55
40	0~9	0~13	1~17	2~21	3~24	4~27	6~30	8~33	9~35	11~38	13~41	15~44	14~47	19~49
	0~12	0~17	0~21	1~25	2~28	3~32	4~35	5~38	7~40	9~43	10~46	12~49	13~52	15~54
41	0~9	0~13	1~17	2~20	3~23	4~26	6~29	7~32	9~35	11~37	12~40	14~43	16~46	18~48
	0~12	0~17	0~21	1~24	2~28	3~31	4~34	5~37	7~40	8~42	10~45	11~48	13~50	15~53
42	0~9	0~13	1~16	2~20	3~23	4~26	6~28	7~31	9~34	10~37	12~39	14~42	16~45	18~47
	0~12	0~17	0~20	1~24	2~27	3~30	4~33	5~36	7~39	8~42	9~44	11~47	13~49	15~52
43	0~9	0~12	1~16	2~19	3~23	4~25	5~28	7~31	8~33	10~36	12~39	14~41	15~44	17~45
	0~12	0~16	0~20	1~23	2~26	3~30	4~33	5~35	6~38	8~41	9~43	11~46	13~49	14~51
44	0~9	0~12	1~15	2~19	3~22	4~25	5~28	7~30	8~33	10~35	11~38	13~40	15~43	17~45
	0~11	0~16	0~19	1~23	2~26	3~29	4~32	5~35	6~37	8~40	9~42	11~45	12~47	14~51
45	0~8	0~12	1~15	2~18	3~21	4~24	5~27	7~30	8~32	9~34	11~37	13~39	15~42	16~44
	0~11	0~15	0~19	1~22	2~25	3~28	4~31	5~34	6~37	8~39	9~42	10~44	12~47	14~49
46	0~8	0~12	1~15	2~18	3~21	4~24	5~26	7~29	8~31	9~34	11~36	13~39	14~41	16~43
	0~11	0~15	0~19	1~22	2~25	3~28	4~31	5~33	6~36	7~39	9~41	10~43	12~46	13~48
47	0~8	0~12	1~15	2~17	3~20	4~23	6~26	6~28	8~31	9~34	11~36	12~38	14~40	16~43
	0~11	0~15	0~18	1~21	2~24	2~27	3~30	5~33	6~35	7~38	9~40	10~42	11~45	13~47
48	0~8	0~11	1~14	2~17	3~20	4~22	5~25	6~28	8~30	9~33	11~35	12~37	14~49	15~42
	0~10	0~14	0~18	1~21	2~24	2~27	3~29	5~32	6~35	7~37	8~40	10~42	11~44	13~47
49	0~8	0~11	1~14	2~17	2~20	4~22	5~25	6~27	7~30	9~32	10~35	12~37	13~39	15~41
	0~10	0~14	0~17	1~20	1~24	2~26	3~29	4~32	6~34	7~36	8~39	9~41	11~44	12~46
50	0~7	0~11	1~14	2~17	2~19	3~22	5~24	6~26	7~29	9~31	10~34	11~36	13~38	15~41
	0~10	0~14	0~17	1~20	1~23	2~26	3~28	4~31	5~33	7~36	8~38	9~40	11~43	12~45

n	*x*											
	14	15	16	17	18	19	20	21	22	23	24	25
26												
27	32~71											
	27~76											
28	31~69											
	26~74											
29	30~68	33~71										
	25~72	28~75										
30	28~66	31~69										
	24~71	27~74										
31	27~64	30~67	33~70									
	23~69	26~72	28~75									
32	26~62	29~65	32~68									
	22~67	25~70	27~73									
33	26~61	28~64	31~67	34~69								
	21~66	24~69	26~71	29~74								
34	25~59	27~62	30~65	32~68								
	21~64	23~67	25~70	28~72								
35	24~58	26~61	29~63	31~66	34~69							
	20~63	22~66	24~68	27~71	29~73							
36	23~57	26~59	28~62	30~65	33~67							
	19~62	22~64	23~67	26~69	28~72							
37	23~55	25~58	27~61	30~63	32~66	34~68						
	19~60	21~63	23~65	25~68	28~70	30~73						
38	22~54	24~57	26~59	29~62	31~64	33~67						
	18~59	20~61	22~64	25~66	27~69	29~71						
39	21~53	23~55	26~58	28~60	30~63	32~65	35~68					
	18~58	20~60	22~63	24~65	26~68	28~70	30~72					
40	21~52	23~54	25~57	27~59	29~62	32~64	34~66					
	17~57	19~59	21~61	23~64	25~66	27~68	30~71					
41	20~51	22~53	24~56	26~58	29~60	31~63	33~65	35~67				
	17~55	19~58	21~60	23~63	25~65	27~67	29~69	31~71				
42	20~50	22~52	24~54	26~57	28~59	30~61	32~64	34~66				
	16~54	18~57	20~59	22~61	24~64	26~06	28~67	30~70				

n	14	15	16	17	18	19	20	21	22	23	24	25
43	19~49	21~51	23~53	25~56	27~58	29~60	31~62	33~65	36~67			
	16~53	18~56	19~58	21~60	23~62	25~65	27~66	29~69	31~71			
44	19~48	21~50	22~52	24~55	26~57	28~59	30~61	33~63	35~65			
	15~52	14~55	19~57	21~59	23~61	25~63	26~65	28~68	30~70			
45	18~47	20~49	22~51	24~54	26~56	28~58	30~60	32~62	34~64	36~66		
	15~51	17~54	19~56	20~58	22~60	24~62	26~64	28~66	30~68	32~70		
46	18~46	20~48	21~50	23~53	25~55	27~57	29~59	31~61	33~63	35~65		
	15~50	16~53	18~55	20~57	22~59	23~61	25~63	27~65	29~67	31~69		
47	18~45	19~47	21~49	23~52	25~54	26~56	28~58	30~60	32~62	34~64	36~66	
	14~19	16~52	18~54	19~56	21~58	23~60	25~62	26~64	28~66	30~68	32~70	
48	17~44	19~46	21~48	22~51	24~53	26~53	28~57	30~59	31~61	33~63	35~65	
	14~49	16~51	17~53	19~55	21~27	22~59	24~61	26~63	28~65	29~67	31~69	
49	17~43	18~45	20~47	22~50	24~52	25~54	27~56	29~58	31~60	33~62	34~64	36~66
	14~48	15~50	17~52	19~54	20~56	22~58	23~60	25~62	27~64	29~66	31~68	32~70
50	16~43	18~45	20~47	21~49	23~51	25~63	26~55	28~57	30~59	32~61	34~63	36~65
	14~47	15~49	17~51	18~53	20~55	21~57	23~59	25~61	26~63	28~65	30~67	32~68

x	n						x	n					
	50	60	70	80	90	100		50	60	70	80	90	100
1	0~11	0~9	0~8	0~7	0~6	0~5	8	7~29	6~25	5~21	5~19	4~17	4~15
	0~14	0~12	0~10	0~9	0~8	0~7		6~33	4~29	4~25	3~22	3~20	3~17
2	0~14	1~11	0~10	1~9	0~8	0~7	9	9~31	7~26	6~23	5~20	5~18	4~16
	0~17	0~14	0~13	0~11	0~10	0~9		7~36	5~30	5~27	4~24	4~21	3~18
3	1~17	1~14	1~12	1~11	1~10	1~8	10	10~34	8~29	7~25	6~22	6~20	5~18
	1~20	1~17	1~15	1~13	0~12	0~10		8~38	7~32	6~28	5~25	4~22	4~19
4	2~19	2~16	2~14	2~13	1~11	1~10	11	12~36	10~30	8~26	7~23	6~21	5~19
	1~23	1~20	1~17	1~15	1~14	1~12		10~40	8~34	7~30	6~21	5~24	4~20
5	3~22	3~18	3~16	2~14	2~13	2~11	12	13~38	11~32	9~28	8~25	7~22	6~20
	2~26	2~22	2~19	1~17	1~15	1~13		11~43	9~36	7~32	6~28	6~25	5~21
6	5~24	4~20	3~18	3~16	3~14	2~12	13	15~41	12~34	10~30	9~26	8~23	7~21
	3~29	3~24	2~21	2~19	2~17	2~14		12~45	10~38	8~33	7~30	6~27	6~23
7	6~27	5~23	4~20	4~17	3~15	3~14	14	16~43	13~36	11~31	10~27	9~25	8~22
	4~31	4~26	3~23	3~21	2~18	2~16		14~47	11~40	9~35	8~31	7~28	6~24

x	n 50	60	70	80	90	100	x	n 50	60	70	80	90	100
15	18~44	15~38	13~33	11~29	10~26	9~24	33			35~59	31~53	27~47	24~43
	15~49	12~42	10~37	9~33	8~30	7~26				32~63	27~56	24~51	21~46
16	20~46	16~40	14~34	12~30	11~27	9~25	34			36~61	32~54	28~48	25~44
	17~51	14~44	11~38	10~34	9~31	8~27				33~64	28~58	25~52	22~47
17	21~48	14~81	15~36	13~32	12~28	10~26	35			38~62	33~55	29~50	26~45
	18~53	15~46	12~40	11~35	10~32	9~29				34~66	30~59	26~53	23~48
18	23~50	19~43	16~37	14~33	12~30	11~27	36				34~56	30~51	27~40
	20~55	16~47	14~41	12~37	10~33	9~30					31~60	27~54	24~49
19	25~53	20~45	17~38	15~34	13~31	12~28	37				35~58	31~52	28~47
	21~57	17~49	15~43	13~38	11~35	10~31					32~61	28~55	25~50
20	27~55	22~47	18~40	16~36	14~32	13~29	38				36~59	32~53	29~48
	23~59	19~51	16~44	14~39	12~36	11~32					33~62	29~56	26~51
21	28~57	23~49	20~41	17~37	15~33	14~30	39				37~60	33~54	29~49
	24~61	20~52	17~46	15~41	13~31	12~33					34~64	30~57	27~52
22	30~59	25~50	21~43	18~39	16~35	14~31	40				39~61	34~55	30~50
	26~63	22~54	18~47	16~42	14~38	12~34					35~65	31~59	28~53
23	32~61	26~52	22~45	19~40	17~36	15~32	41					35~56	31~51
	28~65	23~56	19~49	17~44	15~39	13~35						32~60	29~54
24	34~63	28~53	23~46	20~41	18~37	16~33	42					36~57	32~52
	29~67	24~58	21~50	18~45	16~41	14~36						33~61	30~55
25	36~64	29~55	25~48	21~43	19~38	17~35	43					37~59	33~53
	31~69	26~59	22~52	19~46	17~42	15~38						34~62	30~56
26		31~57	26~49	22~44	20~39	18~36	44					38~60	34~54
		27~61	23~53	20~48	17~43	16~39						35~63	31~57
27		32~58	27~51	24~45	21~40	19~37	45					39~61	35~55
		29~62	24~55	21~49	18~44	16~40						36~64	32~58
28		34~60	29~52	25~46	22~42	20~38	46						36~56
		30~64	25~56	22~50	19~45	17~41							33~59
29		35~62	30~54	26~48	23~43	20~39	47						37~57
		32~65	27~57	23~51	20~46	18~42							34~60
30		37~63	31~55	27~49	24~44	21~40	48						38~58
		33~67	28~59	24~53	21~47	19~43							35~61
31			33~57	28~50	25~45	22~41	49						39~59
			29~60	25~45	22~49	20~44							36~62
32			34~58	29~51	26~46	23~42	50						40~60
			30~62	26~55	23~50	21~45							37~63

附表7 χ^2 分布界值表

自由度 ν	概率，P（右侧尾部面积）												
	0.995	0.990	0.975	0.950	0.900	0.750	0.500	0.250	0.100	0.050	0.025	0.010	0.005
1						0.02	0.10	0.45	1.32	2.71	3.84	5.02	6.63	7.88
2	0.01	0.02	0.05	0.10	0.21	0.58	1.39	2.77	4.61	5.99	7.38	9.21	10.60
3	0.07	0.11	0.22	0.35	0.58	1.21	2.37	4.11	6.25	7.81	9.35	11.34	12.84
4	0.21	0.30	0.48	0.71	1.06	1.92	3.36	5.39	7.78	9.49	11.14	13.28	14.86
5	0.41	0.55	0.83	1.15	1.61	2.67	4.35	6.63	9.24	11.07	12.83	15.09	16.75
6	0.68	0.87	1.24	1.64	2.20	3.45	5.35	7.84	10.64	12.59	14.45	16.81	18.55
7	0.99	1.24	1.69	2.17	2.83	4.25	6.35	9.04	12.02	14.07	16.01	18.48	20.28
8	1.34	1.65	2.18	2.73	3.49	5.07	7.34	10.22	13.36	15.51	17.53	20.09	21.95
9	1.73	2.09	2.70	3.33	4.17	5.90	8.34	11.39	14.68	16.92	19.02	21.67	23.59
10	2.16	2.56	3.25	3.94	4.87	6.74	9.34	12.55	15.99	18.31	20.48	23.21	25.19
11	2.60	3.05	3.82	4.57	5.58	7.58	10.34	13.70	17.28	19.68	21.92	24.72	26.76
12	3.07	3.57	4.40	5.23	6.30	8.44	11.34	14.85	18.55	21.03	23.34	26.22	28.30
13	3.57	4.11	5.01	5.89	7.04	9.30	12.34	15.98	19.81	22.36	24.74	27.69	29.82
14	4.07	4.66	5.63	6.57	7.79	10.17	13.34	17.12	21.06	23.68	26.12	29.14	31.32
15	4.60	5.23	6.26	7.26	8.55	11.04	14.34	18.25	22.31	25.00	27.49	30.58	32.80
16	5.14	5.81	6.91	7.96	9.31	11.91	15.34	19.37	23.54	26.30	28.85	32.00	34.27
17	5.70	6.41	7.56	8.67	10.09	12.79	16.34	20.49	24.77	27.59	30.19	33.41	35.72
18	6.26	7.01	8.23	9.39	10.86	13.68	17.34	21.60	25.99	28.87	31.53	34.81	37.16
19	6.84	7.63	8.91	10.12	11.65	14.56	18.34	22.72	27.20	30.14	32.85	36.19	38.58
20	7.43	8.26	9.59	10.85	12.44	15.45	19.34	23.83	28.41	31.41	34.17	37.57	40.00
21	8.03	8.90	10.28	11.59	13.24	16.34	20.34	24.93	29.62	32.67	35.48	38.93	41.40
22	8.64	9.54	10.98	12.34	14.04	17.24	21.34	26.04	90.81	33.92	36.78	40.29	42.80
23	9.26	10.20	11.69	13.09	14.85	18.14	22.34	27.14	32.01	35.17	38.08	41.64	44.18
24	9.89	10.86	12.40	13.85	15.66	19.04	23.34	28.24	33.20	36.42	39.36	42.98	45.56
25	10.52	11.52	13.12	14.61	16.47	19.94	24.34	29.34	34.38	37.65	40.65	44.31	46.93

自由度 ν	概率,P(右侧尾部面积)												
	0.995	0.990	0.975	0.950	0.900	0.750	0.500	0.250	0.100	0.050	0.025	0.010	0.005
26	11.16	12.20	13.84	15.38	17.29	20.84	25.34	30.43	35.56	38.89	41.92	45.64	48.29
27	11.81	12.88	14.57	16.15	18.11	21.75	26.34	31.53	36.74	40.11	43.19	46.96	49.64
28	12.46	13.56	15.31	16.93	18.94	22.66	27.34	32.62	37.92	41.34	44.46	48.28	50.99
29	13.12	14.26	16.05	17.71	19.77	23.57	28.34	33.71	39.09	42.56	45.72	49.59	52.34
30	13.79	14.95	16.79	18.49	20.60	24.48	29.34	34.80	40.26	43.77	46.98	50.89	53.67
40	20.71	22.16	24.43	26.51	29.05	33.66	39.34	45.62	51.81	55.70	59.34	63.69	66.77
50	27.99	29.71	32.36	34.76	37.69	42.94	49.33	56.33	63.17	67.50	70.42	76.15	79.49
60	35.53	37.48	40.48	43.19	46.46	52.29	59.33	66.98	74.40	79.08	83.30	88.38	91.95
70	43.28	45.44	48.76	51.74	55.33	61.70	69.33	77.58	85.53	90.53	95.02	100.42	104.22
80	51.17	53.54	57.15	60.39	64.28	71.14	79.33	88.13	96.58	101.88	106.63	112.33	116.32
90	59.20	61.75	65.65	69.13	73.29	80.62	89.33	98.64	107.56	113.14	118.14	124.12	128.30
100	67.33	70.06	74.22	77.93	82.36	90.13	99.33	109.14	118.50	124.34	129.56	135.81	140.17

附表 8 T 临界值表(配对比较的符号秩和检验用)

n	单侧:0.05 双侧:0.10	0.025 0.05	0.01 0.02	0.005 0.010
5	0—15	—	—	—
6	2—19	0—21	—	—
7	3—25	2—26	0—28	—
8	5—31	3—33	1—35	0—36
9	8—37	5—40	3—42	1—44
10	10—45	8—47	5—50	3—52
11	13—53	10—56	7—59	5—61
12	17—61	13—65	9—69	7—71
13	21—70	17—74	12—79	9—82
14	25—80	21—84	15—90	12—93
15	30—90	25—95	19—101	15—105
16	35—101	29—107	23—113	19—117
17	41—112	34—119	27—126	23—130
18	47—124	40—131	32—139	27—144
19	53—137	46—144	37—153	32—158
20	60—150	52—158	43—167	37—173

n	单侧：0.05 双侧：0.10	0.025 0.05	0.01 0.02	0.005 0.010
21	67—164	58—173	49—182	42—189
22	75—178	65—188	55—198	48—205
23	83—193	73—203	62—214	54—222
24	91—209	81—219	69—231	61—239
25	100—225	89—236	76—249	68—257
26	110—241	98—253	84—267	75—276
27	119—259	107—271	92—286	83—295
28	130—276	116—290	101—305	91—315
29	140—295	126—309	110—325	100—335
30	151—314	137—328	120—345	109—356
31	163—333	147—349	130—366	118—378
32	175—353	159—369	140—388	128—400
33	187—374	170—391	151—410	138—423
34	200—395	182—413	162—433	148—447
35	213—417	195—435	173—457	159—471
36	227—439	208—458	185—481	171—495
37	241—462	221—482	198—505	182—521
38	256—485	235—506	211—530	194—547
39	271—509	249—531	224—556	207—573
40	286—534	264—556	238—582	220—600
41	302—559	279—582	252—609	233—628
42	319—584	294—609	266—637	247—656
43	336—610	310—636	281—665	261—685
44	353—637	327—663	296—694	276—714
45	371—664	343—692	312—723	291—744
46	389—692	361—720	328—753	307—774
47	407—721	378—750	345—783	322—806
48	426—750	396—780	362—814	339—837
49	446—779	415—810	379—846	355—870
50	466—809	434—841	397—878	373—902

附表9 T界值表（两样本比较的秩和检验用）

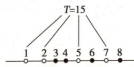

	单侧	双侧		单侧	双侧
1行	P=0.05	P=0.10;	2行	P=0.025	P=0.05
3行	P=0.01	P=0.02;	4行	P=0.005	P=0.01

n_1（较小n）	0	1	2	3	4	5	6	7	8	9	10
2				3~13	3~15	3~17	4~18	4~20	4~22	4~24	5~25
							3~19	3~21	3~23	3~25	4~26
3	6~15	6~18	7~20	8~22	8~25	9~27	10~29	10~32	11~34	11~37	12~39
			6~21	7~23	7~26	8~28	8~31	9~33	9~36	10~38	10~41
					6~27	6~30	7~32	7~35	7~38	8~40	8~43
							6~33	6~36	6~39	7~41	7~44
4	11~25	12~28	13~31	14~34	15~37	16~40	17~43	18~46	19~49	20~52	21~55
	10~26	11~29	12~32	13~35	14~38	14~42	15~45	16~48	17~51	18~54	19~57
		10~30	11~33	11~37	12~40	13~43	13~47	14~50	15~53	15~57	16~60
			10~34	10~38	11~41	11~45	12~48	12~52	13~55	13~59	14~62
5	19~36	20~40	21~44	23~47	24~51	26~54	27~58	28~62	30~65	31~69	33~72
	17~38	18~42	20~45	21~49	22~53	23~57	24~61	26~64	27~68	28~72	29~76
	16~39	17~43	18~47	19~51	20~55	21~59	22~63	23~67	24~71	25~75	26~79
	15~40	16~44	16~49	17~53	18~57	19~61	20~65	21~69	22~73	22~78	23~82
6	28~50	29~55	31~59	33~63	35~67	37~71	38~76	40~80	42~84	44~88	46~92
	26~52	27~57	29~61	31~65	32~70	34~74	35~79	37~83	38~88	40~92	42~96
	24~54	25~59	27~63	28~68	29~73	30~78	32~82	33~87	34~92	36~96	37~101
	23~55	24~60	25~65	26~70	27~75	28~80	30~84	31~89	32~94	33~99	32~104
7	39~66	41~71	43~76	45~81	47~86	49~91	52~95	54~100	46~105	58~110	61~114
	36~69	38~74	40~79	42~84	44~89	46~94	48~99	50~104	52~109	54~114	56~119
	34~71	35~77	37~82	39~87	40~93	42~98	44~103	45~109	47~114	49~119	51~124
	32~73	34~78	35~84	37~89	38~95	40~100	41~106	43~111	44~117	45~122	47~128
8	51~85	54~90	56~96	59~101	62~106	64~112	67~117	69~123	72~128	75~133	77~139
	49~87	51~93	53~99	55~105	58~110	60~116	62~122	65~127	67~133	70~138	72~144
	45~91	47~97	49~103	51~109	53~115	56~120	58~126	60~132	62~138	64~144	66~150
	43~93	45~99	47~105	49~111	51~117	53~123	54~130	56~136	58~142	60~148	62~154
9	66~105	69~111	72~117	75~123	78~129	81~135	84~141	87~147	90~153	93~159	96~165
	62~109	65~115	68~121	71~127	73~134	76~140	79~146	82~152	84~159	87~165	90~171
	59~112	61~119	63~126	66~132	68~139	71~145	73~152	76~158	78~165	81~171	83~178
	56~115	58~122	61~128	63~135	65~142	67~149	69~156	72~162	74~169	76~176	78~183
10	82~128	86~134	89~141	92~148	96~154	99~161	103~167	106~174	110~180	113~187	117~193
	78~132	81~139	84~146	88~152	91~159	94~166	97~173	100~180	103~187	107~193	110~200
	74~136	77~143	79~151	82~158	85~165	88~172	91~179	93~187	96~194	99~201	102~208
	71~139	73~147	76~154	79~161	81~169	84~176	86~184	89~191	92~198	94~206	97~213

附表 10　H 界值表（三样本比较的秩和检验用）

N	n_1	n_2	n_3	P	
				0.05	0.01
7	3	2	2	4.71	
	3	3	1	5.14	
8	3	3	2	5.36	
	4	2	2	5.33	
	4	3	1	5.21	
	5	2	1	5.00	
9	3	3	3	5.60	7.20
	4	3	2	5.44	6.44
	4	4	1	4.97	6.67
	5	2	2	5.16	6.53
	5	3	1	4.96	
10	4	3	3	5.79	6.75
	4	4	2	5.46	7.04
	5	3	2	5.25	6.91
	5	4	1	4.99	6.96
11	4	4	3	5.60	7.14
	5	3	3	5.65	7.08
	5	4	2	5.27	7.21
	5	5	1	5.13	7.31
12	4	4	4	5.69	7.65
	5	4	3	5.66	7.45
	5	5	2	5.34	7.34
13	5	4	4	5.66	7.76
	5	5	3	5.71	7.58
14	5	5	4	5.67	7.82
15	5	5	5	5.78	8.00

附表 11　*r* 界值表(双侧尾部面积)

自由度	概率, *P*								
	单侧: 0.25	0.10	0.05	0.025	0.01	0.005	0.002 5	0.001	0.000
ν	双侧: 0.50	0.20	0.10	0.05	0.02	0.01	0.005	0.002	0.001
1	0.707	0.951	0.988	0.997	1.000	1.000	1.000	1.000	1.000
2	0.500	0.800	0.900	0.950	0.980	0.990	0.995	0.998	0.999
3	0.404	0.687	0.805	0.878	0.934	0.959	0.974	0.986	0.991
4	0.347	0.608	0.729	0.811	0.882	0.917	0.942	0.963	0.974
5	0.309	0.551	0.669	0.755	0.833	0.875	0.906	0.935	0.951
6	0.281	0.507	0.621	0.707	0.789	0.834	0.870	0.905	0.925
7	0.260	0.472	0.582	0.666	0.750	0.798	0.836	0.875	0.898
8	0.242	0.443	0.549	0.632	0.715	0.765	0.805	0.847	0.842
9	0.228	0.419	0.521	0.602	0.685	0.735	0.776	0.820	0.847
10	0.216	0.398	0.497	0.576	0.658	0.708	0.750	0.795	0.823
11	0.206	0.380	0.476	0.553	0.634	0.684	0.726	0.772	0.801
12	0.197	0.365	0.457	0.532	0.612	0.661	0.703	0.750	0.780
13	0.189	0.351	0.441	0.514	0.592	0.641	0.683	0.730	0.760
14	0.182	0.338	0.426	0.497	0.574	0.623	0.664	0.711	0.742
15	0.176	0.327	0.412	0.482	0.558	0.606	0.647	0.694	0.725
16	0.170	0.317	0.400	0.468	0.542	0.590	0.631	0.678	0.708
17	0.165	0.308	0.389	0.456	0.529	0.575	0.616	0.662	0.693
18	0.160	0.299	0.378	0.444	0.515	0.561	0.602	0.648	0.679
19	0.156	0.291	0.369	0.433	0.503	0.549	0.589	0.635	0.665
20	0.152	0.284	0.360	0.423	0.492	0.537	0.576	0.622	0.652
21	0.148	0.277	0.352	0.413	0.482	0.526	0.565	0.610	0.640
22	0.145	0.271	0.344	0.404	0.472	0.515	0.554	0.599	0.629
23	0.141	0.265	0.337	0.396	0.462	0.505	0.543	0.588	0.618
24	0.138	0.260	0.330	0.388	0.453	0.496	0.534	0.578	0.607
25	0.136	0.255	0.323	0.381	0.445	0.487	0.524	0.568	0.597

自由度		0.25	0.10	0.05	0.025	0.01	0.005	0.002 5	0.001	0.000
	单侧:						概率,P			
v	双侧:	0.50	0.20	0.10	0.05	0.02	0.01	0.005	0.002	0.001
26		0.133	0.250	0.317	0.374	0.437	0.479	0.515	0.559	0.588
27		0.131	0.245	0.311	0.367	0.430	0.471	0.507	0.550	0.579
28		0.128	0.241	0.306	0.361	0.423	0.463	0.499	0.541	0.570
29		0.126	0.237	0.301	0.355	0.416	0.456	0.491	0.533	0.562
30		0.124	0.233	0.296	0.349	0.409	0.449	0.484	0.526	0.554
31		0.122	0.229	0.291	0.344	0.403	0.442	0.477	0.518	0.546
32		0.120	0.225	0.287	0.339	0.397	0.436	0.470	0.511	0.539
33		0.118	0.222	0.283	0.334	0.392	0.430	0.464	0.504	0.532
34		0.116	0.219	0.279	0.329	0.386	0.424	0.458	0.498	0.525
35		0.115	0.216	0.275	0.325	0.381	0.418	0.452	0.492	0.519
36		0.113	0.213	0.271	0.320	0.376	0.413	0.446	0.486	0.513
37		0.111	0.210	0.267	0.316	0.371	0.408	0.441	0.480	0.507
38		0.110	0.207	0.264	0.312	0.367	0.403	0.435	0.474	0.501
39		0.108	0.204	0.261	0.308	0.362	0.398	0.430	0.469	0.495
40		0.107	0.202	0.257	0.304	0.358	0.393	0.425	0.463	0.490
41		0.106	0.199	0.254	0.301	0.354	0.389	0.420	0.458	0.484
42		0.104	0.197	0.251	0.297	0.350	0.384	0.416	0.453	0.479
43		0.103	0.195	0.248	0.294	0.346	0.380	0.411	0.449	0.474
44		0.102	0.192	0.246	0.291	0.342	0.376	0.407	0.444	0.469
45		0.101	0.190	0.243	0.288	0.338	0.372	0.403	0.439	0.465
46		0.100	0.188	0.240	0.285	0.335	0.368	0.399	0.435	0.460
47		0.099	0.186	0.238	0.282	0.331	0.365	0.395	0.431	0.456
48		0.098	0.184	0.235	0.279	0.328	0.361	0.391	0.427	0.451
49		0.097	0.182	0.233	0.276	0.325	0.358	0.387	0.423	0.447
50		0.096	0.181	0.231	0.273	0.322	0.354	0.384	0.419	0.443

n	概率, P								
	单侧: 0.25	0.10	0.05	0.025	0.01	0.005	0.002 5	0.001	0.000 5
	双侧: 0.50	0.20	0.10	0.05	0.02	0.01	0.005	0.002	0.001
4	0.600	1.000	1.000						
5	0.500	0.800	0.900	1.000	1.000				
6	0.371	0.657	0.829	0.886	0.943	1.000	1.000		
7	0.321	0.571	0.714	0.786	0.893	0.929	0.964	1.000	1.000
8	0.310	0.524	0.643	0.738	0.833	0.881	0.905	0.952	0.976
9	0.267	0.483	0.600	0.700	0.783	0.833	0.867	0.917	0.933
10	0.248	0.455	0.564	0.648	0.745	0.794	0.830	0.879	0.903
11	0.236	0.427	0.536	0.618	0.709	0.755	0.800	0.845	0.873
12	0.217	0.406	0.503	0.587	0.678	0.727	0.769	0.818	0.846
13	0.209	0.385	0.484	0.560	0.648	0.703	0.747	0.791	0.824
14	0.200	0.367	0.464	0.538	0.626	0.679	0.723	0.771	0.802
15	0.189	0.354	0.446	0.521	0.604	0.650	0.700	0750	0.779
16	0.182	0.341	0.429	0.503	0.582	0.635	0.679	0.729	0.762
17	0.176	0.328	0.414	0.503	0.582	0.635	0.679	0.729	0.762
18	0.176	0.328	0.414	0.485	0.566	0.615	0.662	0.713	0.748
19	0.170	0.317	0.401	0.472	0.550	0.600	0.643	0.695	0.728
20	0.161	0.299	0.380	0.447	0.520	0.570	0.612	0.662	0.696
21	0.156	0.292	0.370	0.435	0.508	0.556	0.599	0.648	0.681
22	0.152	0.284	0.361	0.425	0.496	0.544	0.586	0.634	0.667
23	0.148	0.278	0.353	0.415	0.486	0.532	0.573	0.622	0.654
24	0.144	0.271	0.344	0.406	0.476	0.521	0.562	0.610	0.642
25	0.142	0.265	0.337	0.398	0.466	0.511	0.551	0.598	0.630
26	0.138	0.259	0.331	0.390	0.457	0.501	0.541	0.587	0.619
27	0.136	0.255	0.324	0.382	0.448	0.491	0.531	0.577	0.608

n	概率,P								
	单侧: 0.25	0.10	0.05	0.025	0.01	0.005	0.002 5	0.001	0.000 5
	双侧: 0.50	0.20	0.10	0.05	0.02	0.01	0.005	0.002	0.001
28	0.133	0.250	0.317	0.375	0.440	0.483	0.522	0.567	0.598
29	0.130	0.245	0.312	0.368	0.433	0.475	0.513	0.558	0.589
30	0.128	0.240	0.306	0.362	0.425	0.467	0.504	0.549	0.580
31	0.126	0.236	0.301	0.356	0.418	0.459	0.496	0.541	0.571
32	0.124	0.232	0.296	0.350	0.412	0.452	0.489	0.533	0.563
33	0.121	0.229	0.291	0.345	0.405	0.446	0.482	0.525	0.554
34	0.120	0.225	0.287	0.340	0.399	0.439	0.475	0.517	0.547
35	0.118	0.222	0.283	0.335	0.394	0.433	0.468	0.510	0.539
36	0.116	0.219	0.279	0.330	0.388	0.427	0.426	0.504	0.533
37	0.114	0.216	0.275	0.325	0.382	0.421	0.456	0.497	0.526
38	0.113	0.212	0.271	0.321	0.378	0.415	0.450	0.491	0.519
39	0.111	0.210	0.267	0.317	0.373	0.410	0.444	0.485	0.513
40	0.110	0.207	0.264	0.313	0.368	0.405	0.439	0.479	0.507
41	0.108	0.204	0.261	0.309	0.364	0.400	0.433	0.473	0.501
42	0.107	0.202	0.257	0.305	0.359	0.395	0.428	0.468	0.495
43	0.105	0.199	0.254	0.301	0.355	0.391	0.423	0.463	0.490
44	0.104	0.197	0.251	0.298	0.351	0.386	0.419	0.458	0.484
45	0.103	0.194	0.248	0.294	0.347	0.382	0.414	0.453	0.479
46	0.102	0.192	0.246	0.291	0.343	0.378	0.410	0.448	0.474
47	0.101	0.190	0.243	0.288	0.340	0.374	0.405	0.443	0.469
48	0.100	0.188	0.240	0.285	0.336	0.370	0.401	0.439	0.465
49	0.098	0.186	0.238	0.282	0.333	0.366	0.397	0.434	0.460
50	0.097	0.184	0.235	0.279	0.329	0.363	0.393	0.430	0.456

88 56 53 27 59	33 35 72 67 47	77 34 55 45 70	08 18 27 38 90	16 95 86 70 75
09 72 95 84 29	49 41 31 06 70	42 38 06 45 18	64 84 73 31 65	52 53 37 97 15
12 96 88 17 31	65 19 69 02 83	60 75 86 90 68	24 64 19 35 51	56 61 87 39 12
85 94 57 24 16	92 09 84 38 76	22 00 27 69 85	29 81 94 78 10	21 94 47 90 12
38 64 43 59 93	98 77 87 68 07	91 51 67 62 44	40 98 05 93 78	23 32 65 41 18
53 44 09 42 72	00 41 86 79 79	68 47 22 00 20	35 55 31 51 51	00 83 63 22 55
40 76 66 26 84	57 99 99 90 37	36 63 32 08 58	37 40 13 68 97	87 64 81 07 83
02 17 79 18 05	12 59 52 57 02	22 07 90 47 03	28 14 11 30 79	20 69 22 40 98
95 17 82 06 53	31 51 10 96 46	92 06 88 07 77	56 11 50 81 69	40 23 72 51 39
35 76 22 42 92	96 11 83 44 80	34 68 35 48 77	33 42 40 90 60	73 96 53 97 86
26 29 13 56 41	85 47 04 66 08	34 72 57 59 13	82 43 80 46 15	38 26 61 70 04
77 80 20 75 82	72 82 32 99 90	63 95 73 76 63	89 73 44 99 05	48 67 26 43 18
46 40 66 44 52	91 36 74 43 53	30 82 13 54 00	78 45 63 98 35	55 03 36 67 68
37 56 08 18 09	77 53 84 46 47	31 91 18 95 58	24 16 74 11 53	44 10 13 85 57
61 65 61 68 66	37 27 47 39 19	84 83 70 07 48	53 21 40 06 71	95 06 79 88 54
93 43 69 64 07	34 18 04 52 35	56 27 09 24 86	61 85 53 83 45	19 90 70 99 00
21 96 60 12 99	11 20 99 45 18	48 13 93 55 34	18 37 79 49 90	65 97 38 20 46
95 20 47 97 97	27 37 83 28 71	00 06 41 41 74	45 89 09 39 84	51 67 11 52 49
97 86 21 78 73	10 65 81 92 59	58 76 17 14 97	04 76 62 16 17	17 95 70 45 80
62 92 06 34 13	59 71 74 17 32	27 55 10 24 19	23 71 82 13 74	63 52 52 01 41
04 31 17 21 56	33 73 99 19 87	26 72 39 27 67	53 77 57 68 93	60 61 97 22 61
61 06 98 03 91	87 14 77 43 96	43 00 65 98 50	45 60 33 01 07	98 99 46 50 47
85 93 85 86 88	72 87 08 62 40	16 06 10 89 20	23 21 34 74 97	76 38 03 29 63
21 74 32 47 45	73 96 07 94 52	09 65 90 77 47	25 76 16 19 33	53 05 70 53 30
15 69 53 82 88	79 96 23 53 10	65 39 07 16 29	45 33 02 43 70	02 87 40 41 45
02 89 08 04 49	20 21 14 68 86	87 63 93 95 17	11 29 01 95 80	35 14 97 35 33
87 18 15 89 79	85 43 01 72 73	08 61 74 51 69	89 74 39 82 15	94 51 33 41 67
98 83 71 94 22	59 97 50 99 52	08 52 85 08 40	87 80 61 65 31	91 51 80 32 44
10 08 58 21 66	72 68 49 29 31	89 85 84 46 06	59 73 19 85 23	65 09 29 75 63
47 90 56 10 08	88 02 84 27 83	42 29 72 23 19	66 56 45 65 79	20 71 53 20 25
22 85 61 68 90	49 64 92 85 44	16 40 12 89 88	50 14 49 81 06	01 82 77 45 12
67 80 43 79 33	12 83 11 41 16	25 58 19 68 70	77 02 54 00 52	53 43 37 15 26
27 62 50 96 72	79 44 61 40 15	14 53 40 65 39	27 31 58 50 28	11 39 03 34 25
33 78 80 87 15	38 30 06 38 21	14 47 47 07 26	54 96 87 53 32	40 36 40 69 76
13 13 92 66 99	47 24 49 57 74	32 25 43 62 17	10 97 11 69 84	99 63 22 32 98
10 27 53 96 23	71 50 54 36 23	54 31 04 82 98	04 14 12 15 09	26 78 25 47 47
28 41 50 61 88	64 85 27 20 18	83 36 36 05 56	39 71 65 09 62	94 76 62 11 89
34 21 42 57 02	59 19 18 97 48	80 30 03 30 98	05 24 67 70 07	84 97 50 87 46
61 81 77 23 23	82 82 11 54 08	53 28 70 58 96	44 07 39 55 43	42 34 43 39 28
61 15 18 13 54	16 86 20 26 88	90 74 80 55 09	14 53 90 51 17	52 01 63 01 59

91 76 21 64 64	44 91 13 32 97	75 31 62 66 54	84 80 32 75 77	56 08 25 70 29
00 97 79 08 06	37 30 28 59 85	53 56 68 53 40	01 74 39 59 73	30 19 99 85 48
36 46 18 34 94	75 20 80 27 77	78 91 69 16 00	08 43 18 73 68	67 69 61 34 25
88 98 99 60 50	65 95 79 42 94	93 62 40 89 96	43 56 47 71 66	46 76 29 67 02
04 37 59 87 21	05 02 03 24 17	47 97 81 56 51	92 34 86 01 82	55 51 33 12 91
63 62 06 34 41	94 21 78 55 09	72 76 45 16 94	29 95 81 83 83	79 88 01 97 30
78 47 23 53 90	34 41 92 45 71	09 23 70 70 07	12 38 92 79 43	14 85 11 47 23
87 68 62 15 43	53 14 36 59 25	54 47 33 70 15	59 24 48 40 35	50 03 42 99 36
47 60 92 10 77	88 59 53 11 52	66 25 69 07 64	48 68 64 71 06	61 65 70 22 12
56 88 87 59 41	65 28 04 67 53	95 79 88 37 31	50 41 06 94 76	81 83 17 16 33
02 57 45 86 67	73 43 07 34 48	44 26 87 93 29	77 09 61 67 84	06 69 44 77 75
31 54 14 13 17	48 62 11 90 60	68 12 93 64 28	46 24 79 16 76	14 60 25 51 01
28 50 16 43 36	28 97 85 58 99	67 22 52 76 23	24 70 36 54 54	59 28 61 71 96
63 29 62 66 50	02 63 45 52 38	67 63 47 54 75	83 24 78 43 20	92 63 13 47 48
45 65 58 26 51	76 96 59 38 72	86 57 45 71 46	44 67 76 14 55	44 88 01 62 12
39 65 36 63 70	77 45 85 50 51	74 13 39 35 22	30 53 36 02 95	49 34 88 73 61
73 71 98 16 04	29 18 94 51 23	76 51 94 84 86	79 93 96 38 63	08 58 25 58 94
72 20 56 20 11	72 65 71 08 86	79 57 95 13 91	97 48 72 66 48	09 71 17 24 89
75 17 26 99 76	89 37 20 70 01	77 31 61 95 46	26 97 05 73 51	53 33 18 72 87
37 48 60 82 29	81 30 15 39 14	48 38 75 93 29	06 87 37 78 48	45 56 00 84 47

教学大纲（参考）

一、课程性质

医学统计学是现代医学研究中的一门基础学科，是关于研究设计、数据分析和由数据得出结论的一组概念、原则和方法，是中等卫生职业教育医学检验技术专业的一门重要的专业选修课程，同时也是该专业学生将来从事医学检验相关数据分析和阅读专业文献资料不可缺少的重要工具。本课程内容主要包括医学统计方法的基本概念、基本步骤、基本理论知识和方法，统计表和统计图，医学统计中的研究设计方法等。本课程的任务是通过讲授、课堂练习、课堂讨论、上机实训等方式，让学生建立统计学的观念，培养统计学的思维，学会从不确定性、概率的角度去思考医学问题，以提高自身的科学素质和科学研究能力。

二、课程目标

通过本课程的学习，学生能够达到下列要求：

（一）职业素养目标

1. 具有实事求是的科学精神、格物致知的探究精神和严谨认真的工作作风。
2. 具有唯物辩证的哲学思想和尊重历史的情感态度。

（二）专业知识和技能目标

1. 掌握医学统计学的基本概念和基本理论知识。
2. 掌握常用统计分析方法的选用原则和结果解释。
3. 掌握统计图表的结构、评价与修改。
4. 熟悉常用统计指标的计算。
5. 熟悉调查研究的类型和调查计划的内容。
6. 了解常用统计分布理论及应用。
7. 了解常用的实验设计方法。
8. 学会运用统计知识去分析和解决医学专业问题。
9. 学会运用 SPSS 软件进行常用统计方法的分析及统计图制作。

三、学时安排

教学内容	学时		
	理论	实训	合计
一、绪论	2	2	4
二、计量资料的统计描述	4	2	6
三、正态分布及其应用	2		2
四、计数资料的统计描述	2		2
五、统计表与统计图	2	2	4

教学内容	学时		
	理论	实训	合计
六、参数估计与假设检验	2		2
七、t 检验和 z 检验	2	2	4
八、方差分析	2		2
九、χ^2 检验	2	2	4
十、非参数秩和检验	2		2
十一、线性相关与回归	2		2
十二、医学统计中的研究设计	2		2
合计	26	10	36

四、主要教学内容和要求

单元	教学内容	教学要求	教学活动参考	参考学时	
				理论	实践
一、绪论	（一）概述	了解	理论讲授 多媒体演示	2	
	（二）医学统计学中的基本概念				
	1. 同质与变异	掌握			
	2. 变量与数据类型	掌握			
	3. 总体与样本	掌握			
	4. 参数与统计量	掌握			
	5. 误差	掌握			
	6. 概率	掌握			
	（三）医学统计工作的基本步骤				
	1. 设计	熟悉			
	2. 收集资料	熟悉			
	3. 整理资料	熟悉			
	4. 分析资料	熟悉			
	（四）统计学发展简史	了解			
	实训一:SPSS软件简介	学会	导入案例与思考 技能实践		2
二、计量资料的统计描述	（一）频数分布		理论讲授 多媒体演示	4	
	1. 频数分布表	熟悉			
	2. 直方图	熟悉			
	3. 频数分布类型	熟悉			
	（二）集中趋势的描述				
	1. 算术均数	掌握			
	2. 几何均数	掌握			
	3. 中位数和百分位数	掌握			

单元	教学内容	教学要求	教学活动参考	参考学时	
				理论	实践
二、计量资料的统计描述	（三）离散趋势的描述 1. 极差 2. 四分位数间距 3. 方差 4. 标准差 5. 变异系数	了解 了解 了解 掌握 掌握			
	实训二：均数与标准差	学会	导入案例与思考 技能实践		2
三、正态分布及其应用	（一）正态分布概念和特征 1. 正态分布的概念 2. 正态分布的特征 （二）标准正态分布 （三）正态分布的应用 1. 确定医学参考值范围 2. 质量控制 3. 统计处理方法的基础	掌握 掌握 熟悉 掌握 熟悉 熟悉	理论讲授 多媒体演示	2	
四、计数资料的统计描述	（一）常用相对数 1. 率 2. 构成比 3. 相对比 （二）医学中常用的相对数指标 1. 死亡统计指标 2. 疾病统计指标 （三）应用相对数应注意的问题 （四）率的标准化法	掌握 掌握 掌握 熟悉 熟悉 掌握 了解	理论讲授 多媒体演示	2	
五、统计表与统计图	（一）统计表 1. 统计表制作原则 2. 统计表的结构 3. 统计表的种类 4. 统计表的评价和修改 （二）统计图 1. 统计图的制作 2. 常用统计图	熟悉 掌握 了解 掌握 熟悉 熟悉	理论讲授 多媒体演示	2	
	实训三：统计图制作	学会	导入案例与思考 技能实践		2

单元	教学内容	教学要求	教学活动参考	参考学时	
				理论	实践
六、参数估计与假设检验	（一）参数估计 1. 抽样误差 2. 点估计 3. 区间估计 （二）假设检验 1. 基本原理 2. 基本步骤	掌握 了解 熟悉 掌握 掌握	理论讲授 多媒体演示	2	
七、t检验和z检验	（一）t检验 1. 单样本t检验 2. 配对样本均数t检验 3. 两独立样本均数比较的t检验 （二）z检验 1. 两样本均数比较的z检验 2. 两样本率比较的z检验 （三）假设检验应注意的问题 （四）假设检验的两类错误	掌握 掌握 掌握 熟悉 熟悉 熟悉 了解	理论讲授 多媒体演示	2	
	实训四：t检验	学会	导入案例与思考 技能实践		2
八、方差分析	（一）方差分析的基本思想和应用条件 1. 方差分析的基本思想 2. 方差分析的应用条件 （二）完全随机设计资料的方差分析 （三）随机区组设计资料的方差分析 （四）多个样本均数间的多重比较 （五）方差齐性检验	 掌握 掌握 熟悉 熟悉 了解 了解	理论讲授 多媒体演示	2	
九、χ^2检验	（一）四格表资料χ^2检验 1. 四格表资料χ^2检验的基本思想 2. 四格表资料χ^2检验的专用公式 3. 四格表资料χ^2检验的校正公式 （二）配对四格表资料χ^2检验 （三）$R×C$表资料χ^2检验 1. $R×C$表资料χ^2检验公式 2. $R×C$表资料χ^2检验的注意事项	 掌握 掌握 掌握 掌握 了解 熟悉	理论讲授 多媒体演示	2	
	实训五：χ^2检验	学会	导入案例与思考 技能实践		2

续表

单元	教学内容	教学要求	教学活动参考	参考学时 理论	参考学时 实践
十、非参数秩和检验	（一）配对设计资料的符号秩和检验 （二）两独立样本比较的秩和检验 1. 查表法 2. 正态近似法 （三）多个独立样本比较的秩和检验	掌握 掌握 掌握 熟悉	理论讲授 多媒体演示	2	
十一、线性相关与回归	（一）线性相关 1. 线性相关的概念 2. 相关系数的意义和计算 3. 相关系数的假设检验 （二）秩相关 1. 秩相关的概念 2. 秩相关系数的意义和计算 3. 秩相关系数的假设检验 （三）线性回归 1. 线性回归的概念 2. 线性回归方程的估计 3. 线性回归方程的假设检验 （四）线性相关与回归分析应注意的问题	掌握 掌握 掌握 了解 了解 了解 掌握 掌握 掌握 熟悉	理论讲授 多媒体演示	2	
十二、医学统计中的研究设计	（一）调查研究设计 1. 调查研究的类型 2. 调查计划 3. 抽样方法 4. 调查研究的误差及控制 （二）实验研究设计 1. 实验设计的要素 2. 实验设计的原则 3. 常用实验设计方法 4. 实验误差及其控制	了解 熟悉 掌握 熟悉 掌握 掌握 了解 掌握	理论讲授 多媒体演示	2	

五、说明

（一）教学安排

本课程标准主要供中等卫生职业教育医学检验技术专业教学使用,第四学期开设,总学时为36学时,其中理论教学26学时,实践教学10学时。

（二）教学要求

1. 本课程的知识目标分为掌握、熟悉、了解三个层次。掌握:指对基本知识、基本理论有较深刻的认识,并能综合、灵活地运用所学的知识解决实际问题。熟悉:指能够领会概念、原理的基本含义。了解:指对基本知识、基本理论能有一定的认识,能够记忆所学的知识要点。

2. 本课程的教学贯彻理论联系实际的原则,采用医学中的实例,讲述基本概念和基本原理;贯彻启发性教学原则,把统计思维方法的训练作为课堂教学的内容,对于统计公式着重讲解其意义、使用方法、应用条件和应用时注意事项,而不拘泥于繁杂的数学原理和推导过程。

3. 本课程注重学生素质培养,帮助树立良好的学习态度,提高观察问题和解决问题的能力。培养学生的法治思维,提升道德素养,强化社会责任感,注重激发学生爱国情怀和团队协作精神。

(三) 教学建议

1. 本课程依据医学检验岗位的工作任务、职业能力要求,充分调动学生的学习积极性和主动性,强化理论实践一体化,突出"做中学、学中做"的职业教育特色。教学中注重强化职业意识,培养实事求是的学风与作风。

2. 积极采用现代化的教学手段和资源,以学生为主体,开展必要的教学活动,启迪学生的科学思维和创新意识,加深对教学内容的掌握和理解。

3. 根据学生实际,在保证实现课程目标前提下,课程内容可做适当调整。

4. 可通过提问、作业、笔试、技能考核等方式对学生进行综合考评。

参 考 文 献

［1］景学安,李新林.医学统计学［M］.北京：人民卫生出版社,2015.

［2］颜虹,徐勇勇.医学统计学［M］,北京：人民卫生出版社,2015.

［3］赵红.医学统计学［M］.北京：人民卫生出版社,2016.

［4］李康,贺佳.医学统计学［M］.7 版.北京：人民卫生出版社,2018.